Gerhard Eckert: Gesünder leben ohne Schweinefleisch

Gerhard Eckert

Gesünder leben ohne Schweinefleisch

Dr. Werner Jopp Verlag
Wiesbaden

CIP-Titelaufnahme der Deutschen Bibliothek

Eckert, Gerhard:
Gesünder leben ohne Schweinefleisch / Gerhard Eckert. –
Wiesbaden: Jopp, 1988
ISBN 3-926955-05-8

Die Ratschläge in diesem Buch sind von Autor und Verlag sorgfältig erwogen und geprüft; dennoch kann eine Garantie nicht übernommen werden. Eine Haftung des Autors bzw. des Verlags und seiner Beauftragten für Personen-, Sach- und Vermögensschäden ist ausgeschlossen.

Zeichnungen: Heidi Jopp
Satz: Marianne Breuer Verlag, Wiesbaden-Erbenheim
Druck und Bindearbeiten: Druck- und Verlagshaus Chmielorz GmbH, Wiesbaden-Nordenstadt
Printed in Germany · ISBN 3-926955-05-8 B – C – D – E

Inhaltsverzeichnis

Gesundheit beginnt in der Küche

Richtiges Essen fördert die Gesundheit

Wer gesund leben, wer von Krankheit möglichst verschont bleiben will, der muß vor allem auf seine Nahrung achten. Ebenso wie man sich „krank essen" kann, so kann man durch richtiges Essen auch etwas für seine Gesundheit tun. Das ist heute vielen Menschen bewußt, auch wenn sie sich nicht immer an diese beinahe selbstverständliche Weisheit halten. Tatsächlich ist die in der häuslichen Küche zubereitete Nahrung eine ganz entscheidende Voraussetzung für ein gesundes Leben. Im Einkaufskorb der Hausfrau entsteht nicht nur, wie man mit Recht gesagt hat, manche Krankheit, sondern er kann auch die Auswahl der Nahrungsmittel enthalten, die dem Körper besonders zuträglich und bekömmlich sind. Dabei gibt es vielerlei Gesichtspunkte, die man berücksichtigen muß. Nicht das gute Kochen allein, sondern der richtige Einkauf machen heute die perfekte Hausfrau (oder auch den Hausmann) aus.

Der richtige Einkauf macht die perfekte Hausfrau

Viele Jahrhunderte lang war man sich des engen Zusammenhangs zwischen Essen und Gesundheit nicht bewußt. Gegessen wurde, um satt zu werden. Gegessen wurde auch, was gerade verfügbar war. Die Erkenntnis, daß der „Betriebsstoff" Nahrung zugleich die Voraussetzung für bessere oder schlechtere Gesundheit sein könnte, ist erst allmählich gedämmert. Man merkte, daß zu fettes Essen Beschwerden verursachte. Andere Nahrungsmittel führten zu Blähungen, Durchfall, Unwohlsein und in schlimmeren Fällen zu Koliken, Herzattacken oder Vergiftungen. Die Volksmedizin hielt für solche gesundheitliche Störungen ihre Tränklein bereit, die aber – auch wenn sie halfen – das Übel nicht an der Wurzel packten.

Falsches Essen seit Generationen

Falsches Essen wurde nicht aufgegeben. Die Töchter lernten von ihren Müttern und hielten das für richtig. Noch heute ist vor allem auf dem Land die Notwendigleit regelmäßiger frischer Kost mit Obst, Gemüse und Salat nur stellenweise bekannt. Hauptsache sind Fleisch und Kartoffeln, dazu mit Vorliebe Konserven. Das frische Gemüse aus dem eigenen

Garten wird nicht gleich verzehrt, sondern – eingekocht zur späteren Verwendung. Ernährungssünden pflanzen sich wie eine Epidemie fort, gegen die es kein anderes Mittel gibt als vernünftiges Kochen.

Erst um die Jahrhundertwende traten die ersten Pioniere auf, die ihre Patienten und nicht zuletzt auch ihre Arztkollegen von dem entscheidenden Einfluß der Nahrung auf Gesundheit und Wohlbefinden zu überzeugen suchten. Dr. Heinrich Lahmann (1860 - 1905), der Begründer einer wissenschaftlich fundierten Naturheilkunde, ließ für die Gäste seines Sanatoriums in Dresdens Villenvorort Weißer Hirsch ein um die Jahrhundertwende geradezu revolutionäres „Hygienisches Kochbuch" veröffentlichen und warnte vor zu fettem und zu salzigem Essen. Er riet, das Kochwasser von Gemüse nicht wegzugießen und Gemüse im eigenen Saft zu dünsten, empfahl Zitrone statt Essig und Pflanzenfett anstatt oder neben Butter und wies bereits auf Soja hin.

Dr. Heinrich Lahmann

Kaum zu fassen, daß er wie auch sein Schweizer Kollege Dr. Maximilian Bircher-Benner (1867 - 1939) für ihre Forderung nach gesunderhaltender Nahrung von unwissenden Laien und Ärzten mehr Hohn als Zustimmung bekamen. Während Bircher-Benner, dessen „Müesli" heute auf zahllosen Frühstückstischen zu finden ist, für eine rein vegetarische Kost eintrat, war Lahmann weniger rigoros: Fleisch in bescheidenen Mengen und lieber geschmort als gebraten duldete er.

Dr. M. Bircher-Benner

Allerdings begingen beide Vorkämpfer für eine gesunde Küche einen entscheidenden Fehler. Sie sprachen ganz allgemein von Fleisch, ohne zu bedenken, daß sich die Fleischsorten in ihrem Nährwert, ihrem Fettgehalt und anderen Eigenschaften ganz erheblich unterscheiden. Jede Hausfrau weiß, was auch jeder Essende schmeckt: Zwischen dem Fleisch von Schwein und Kalb, von Wild und Geflügel bestehen erhebliche Unterschiede. Fleisch ist eben nicht gleich Fleisch. Dabei erweist sich vor allem eine Fleischart, die zu allem Übel wegen ihres günstigen Preises am stärksten verbreitet ist, als schädlich für die Gesundheit: Schweinefleisch!

Schon bald nach dem 2. Weltkrieg verbreitete der Baden-Badener Arzt Dr. Hans-Heinrich Reckeweg (1905 - 1985) mit seiner wissenschaftlich begründeten Homotoxinlehre die Erkenntnis, daß die im Fleisch des Schweins enthaltenen Sutoxine nachteilig für die Gesundheit sein können.

Dr. H.-H. Reckeweg

In seinem 1955 erschienenen Werk *Homotoxine und Homotoxikosen*, einer „Synthese der Medizin", führte er den Begriff der ***Sutoxine*** in die wissenschaftliche Medizin ein. „Als

Sutoxine

Sutoxine", so eklärte Reckeweg, „werden die im Schweinefleisch enthaltenen Homotoxine bezeichnet." Unter ***Homotoxinen*** faßte er alle dem menschlichen Körper schädlichen Giftstoffe zusammen. Solche Sutoxine, wie sie dem Körper durch den Genuß von Schweinefleisch zugeführt werden, können sowohl krank machen als auch Krankheitsabläufe ungünstig beeinflussen.

Homotoxine

Verzicht auf Schweinefleisch bringt Besserung der Leiden

Wer in seiner Küche auf Schweinefleisch in jeglicher Form verzichtet (also auch auf Wurst oder Schinken, was vielen schwerfällt), der spürt schon bald entweder eine Besserung seines Leidens oder – wenn er „gesund" ist – eine Steigerung seines Wohlbefindens, einen Gewinn an Aktivität und Leistungsfähigkeit. Dies ist eine Erfahrung, die jeder machen kann und wird, der sich entschließt, in seiner Nahrung völlig auf Schweinefleisch und Schweinefleischprodukte zu verzichten, und auch dabei bleibt. Je nach körperlicher Konstitution dauert es 6 – 8 Wochen bzw. 3 – 4 Monate, bis der Körper von den Auswirkungen seiner bisherigen Ernährung mit Schweinefleisch frei ist. Jahrzehntelanger intensiver Schweinegenuß läßt sich nicht von heute auf morgen ungeschehen machen. Das gilt im übrigen für jede Umstellung der Ernährung! Allerdings erfordert eine solche Neuorientierung der täglichen Nahrung erhöhte Aufmerksamkeit, z. B. auch beim Essen im Restaurant oder in der Kantine. Manche Zutat von Schweinefleisch oder -fett wird unter irreführenden Tarnnamen, wie Kalbsleberwurst oder Geflügelpastete, bewußt verborgen. Sogar unsere Lebensmittelgesetze lassen das zu. Jeder Metzger weiß (ohne daß seine Kunden, also Sie, das ahnen!), daß z. B. Kalbsleberwurst überhaupt keine Kalbsleber enthalten muß.

Erhöhte Aufmerksamkeit

Keine Kalbsleber in Kalbsleberwurst

Zahlreiche Entdeckungen im Bereich der Naturwissenschaften, zu denen die Medizin ja gehört, erfolgen dadurch, daß ein Forscher nach den Ursachen für Erscheinungen sucht, die alle anderen gleichfalls wahrnehmen, ohne aber über sie nachzudenken. So ging es auch Hans-Heinrich Reckeweg im Verlauf seiner homöopathischen Praxis zwischen 1932 und 1965 in Berlin, im Schwarzwald und in Baden-Baden. Immer wieder stieß er auf Krankheiten und Leiden, die in dem Augenblick zu heilen begannen, in dem der Patient – neben der Einnahme geeigneter Medikamente – eine schweinefleischfreie Diät einhielt. In gleicher Weise fiel ihm auf, wie sich bei einer sehr stark auf Schweinefleischgenuß eingestellten Bevölkerung bestimmte Leiden und Krankheitserscheinungen häuften, wozu etwa Arthrosen, Bandscheibenleiden, Arteriosklerose und Gallenleiden gehörten.

Reckewegs Erkenntnisse

Schweinefleisch und bestimmte Krankheiten stehen in ursächlichem Zusammenhang

Im Verlauf seiner Beobachtungen konzentrierte sich seine Erkenntnis darauf, daß Schweinefleisch und bestimmte Krankheiten oder ihr Verlauf in einem ***ursächlichen Zusammenhang*** stehen. Das war gewiß in mancher Hinsicht eine revolutionäre Entdeckung, für die er neben Krankheitsabläufen auch chemische Experimente und Erklärungen heranzog. Bis dahin hatte es eine mit der Ernährung verbundene Deutung von Krankheitserscheinungen fast ausschließlich zwischen Fleischessern einerseits und Vegetariern andererseits gegeben. Jetzt wurde Reckeweg immer deutlicher, daß die Grenze anders gezogen werden mußte: zwischen Schweinefleischessern und denen, die darauf verzichteten. Vergleichsweise ähnlich wie bei Pilzen, wo es bekömmliche und unbekömmliche gibt, mußte auch Fleisch in gesundes und ungesundes getrennt werden.

Sutoxine = Schweinefleischgifte

Die der menschlichen Gesundheit schädlichen Bestandteile des Schweinefleischs, die Reckeweg als ***Sutoxine,*** also Schweinefleischgifte, bezeichnet hat, umfassen außer den physiologischen Eigenschaften des Schweinefleischs (wie dem hohen Fettgehalt, der Ähnlichkeit mit menschlichem Fleisch, der raschen Zersetzung und der Neigung zur Ablagerung von schleimiger Natur) auch chemisch erfaßbare Bestandteile. Dabei handelt es sich um Eiweißsubstanzen in Form von Muzinen und Hyaluronsäuren, die schwefelhaltig sind, um Aminozucker, um Fette in der Verbindung von Laurin- und Maristinsäure und schließlich um das heute allgemein bekannte Cholesterin. Ihr gemeinsames Auftreten im Schweinefleisch wird nach den Ergebnissen von Reckewegs Homotoxinlehre unter dem Sammelbegriff der Sutoxine erfaßt.

Es scheint auf den ersten Blick sehr einfach zu sein, den schädlichen Einflüssen der Sutoxine zu entgehen. Aber damit verbunden ist ein Eingriff in das Reich der Küche. Hier türmen sich Hindernisse auf!

Viele Hausfrauen wollen nicht auf Schweinefleisch verzichten

Nicht wenige Hausfrauen schrecken vor dem Gedanken zurück, beim Kochen auf Schweinefleisch zu verzichten. Sie können sich einfach nicht vorstellen, ihren Küchenzettel ohne Schwein, ohne Wurst, ohne Speck oder Schmalz zu gestalten. Sie scheuen die ihrer Meinung nach erheblich höheren Kosten. Sie fürchten, daß ihre bewährten Rezepte nicht mehr gelingen. Das erscheint ihnen ein zu hoher Preis für die Gesundheit ihrer Familie.

Manchmal muß erst eine Krankheit den schmerzlichen, aber unumgänglichen Anstoß geben, Schweinefleisch ein für allemal aus der Küche zu verbannen. Dann zeigt es sich, daß alle

Der Küchenzettel ist auch ohne Schwein abwechslungsreich

Vorurteile und Bedenken unbegründet waren, daß der Küchenzettel auch ohne Schwein abwechslungsreich ist, daß die Kosten im Rahmen bleiben, daß die Rezepte mit kleinen Änderungen gelingen und – daß alles auch ohne Schwein köstlich (wenn nicht sogar besser!) schmeckt. Wer erst eine gewisse Zeit auf Schweinefleisch verzichtet hat, empfindet bald geradezu Abscheu davor und versteht kaum noch, wie er es früher mit Genuß essen konnte. Inzwischen ist ihm zugleich bewußt geworden, was er damit für sein Wohlbefinden gewonnen hat.

Die Ernährungswissenschaftler haben in den letzten Jahrzehnten maßgebliche Faktoren entdeckt, die Voraussetzung einer gesunden Ernährung sind: Vitamine, Mineralstoffe, Spurenelemente, Verzicht auf Farb- und Konservierungsstoffe, Bevorzugung von Vollkornerzeugnissen und Einschränkung des Verzehrs von Fett und Salz. Wer das berücksichtigt, dient mit seiner Küche der Gesundheit.

Die Ernährung wird gesünder bei Verzicht auf Schweinefleisch

Aber noch gesünder wird Ihre Ernährung, wenn Sie außerdem Schweinefleisch und alle seine Nebenprodukte konsequent aus Ihrem Speiseplan verbannen. Je eher Sie diese Entscheidung treffen, desto früher werden Sie den Nutzen am eigenen Körper spüren. Denn gerade hier gilt der zuerst von dem Philosophen Ludwig Feuerbach formulierte und inzwischen längst in den allgemeinen Sprachgebrauch übernommene Satz:

„Der Mensch ist, was er ißt!“

„Der Mensch ist, was er ißt.“

Handeln Sie danach!

Überhaupt kein Fleisch essen?

Ohne Eiweiß geht es nicht

Vegetarier

Die Vegetarier fordern die radikalste Umstellung unserer überlieferten Eßgewohnheiten, nämlich den völligen Verzicht auf Fleisch, welcher Art auch immer. Die Gründe dafür liegen auf verschiedenen Ebenen. Der eine ist gesundheitlicher Natur: „Keine Speisegruppe führt derart in schädliche Ernährungsgewohnheiten hinein wie diejenige der Fleischspeisen" (Ralph Bircher). Daher heißt es für die Klinik Bircher-Benner: „Der Gast wird einen Gewinn fürs Leben davontragen, wenn er es erlebt, wie gut man ohne Fleisch ernährt sein kann, wenn er sieht, daß vollkommen ausbalancierte Speisezettel ohne Fleisch möglich sind."

Bei der Auseinandersetzung über die gesundheitlichen Vorzüge der vegetarischen Ernährung ist es bemerkenswert, daß selbst in einem umfangreichen vegetarischen Kochbuch eingeräumt wird, daß „über die medizinischen und physiologischen Vorteile der rein pflanzlichen Ernährung das letzte Wort noch nicht gesprochen ist" (B. Neuner-Duttenhofer im Vorwort zum *Großen Buch der vegetarischen Küche* von Anna Thomas).

Nahrung muß ausreichend Protein enthalten

In der Tat besteht das gesundheitliche Problem der rein vegetarischen Kost darin, daß die Nahrung ausreichend Proteine (Eiweiß) enthalten muß. Der Vegetarier muß so essen, daß das für den Körper unentbehrliche Eiweiß „nicht aus Fleisch, sondern aus Milch, Quark, Käse, Ei und Vegetabilien stammt" (Helmut Anemueller). Das erfordert ein mehr als durchschnittliches Augenmerk auf die Ausgewogenheit der Nahrung. Jedenfalls führen Vegetarier für ihre Kost gern an, „daß der Fleischverzehr in unserem Lande im Durchschnitt viel zu hoch ist. Dadurch werden dem Körper zu viel Fett, Cholesterin, Purine, aber auch Umweltschadstoffe zugeführt" (Marlis

Weber). Dazu muß korrekterweise gesagt werden, daß Umweltschadstoffe leider auch vielen Vegetabilien durch Düngung oder Ungezieferbekämpfung anhaften und daß die wegen der Proteine für die vegetarische Kost unentbehrlichen Eier im Verdacht stehen, den Cholesterinspiegel zu heben. Ein zweifelhafter Gewinn für die „Gesundheit".

Ethisches Motiv

Durchaus Verständnis kann man mit dem ethischen Motiv haben, das dem Vegetarismus zugrunde liegt. In der Tat quält viele das schlechte Gewissen, wenn sie ein Fleischgericht mit Genuß essen, daß dafür ein Tier gewaltsam sein Leben lassen mußte. Moderne Zucht- und Schlachtmethoden am Laufband tragen das ihre dazu bei, Mitleid und Schuldgefühle zu empfinden. Allerdings sind diese Vegetarier aus Tierliebe viel seltener bereit, auf all jene Lederprodukte zu verzichten, für die gleichfalls ein Tierleben geopfert wird.

Eine sozusagen auf Umwegen erfolgende Empfehlung zum Fleischverzicht geht von der Rechnung aus, daß das von den Schlachttieren bei ihrer Aufzucht benötigte Getreide viel effektiver direkt verzehrt werden könnte, so daß mehr davon für die Hungernden in der dritten Welt verfügbar wäre. Immerhin: Trotz hohen Fleischverzehrs werden in Europa (und auch anderswo) Lebensmittel vernichtet, weil sie nicht abzusetzen sind, ohne daß sie – was naheläge – für die Bekämpfung des Hungers in der Welt verwendet würden. Wer ***deshalb*** auf Fleisch verzichtet, ist also in Gefahr, einer Illusion zuliebe seine Ernährungsgewohnheiten zu ändern und allenfalls sein persönliches Gewissen zu befriedigen und Edelmut zur Schau zu stellen.

Nun gibt es auch unter den Vegetariern verschiedene Auffassungen und Richtungen, die sich nicht auf einen Nenner bringen lassen.

Veganer

Am strengsten verhalten sich dabei die ***Veganer,*** die konsequent auf alle Nahrungsmittel tierischer Herkunft verzichten, also auch Milch, Eier oder Honig aus ihrer Kost verbannen.

Ovo-Lacto-Vegetarier

Demgegenüber sind die ***Ovo-Lacto-Vegetarier*** insofern recht großzügig, als sie zwar das Töten von Tieren ablehnen und demgemäß auf Fleisch und Fisch in jeder Form in ihrer Küche verzichten, aber keine Bedenken haben, von lebenden Tieren Eier, Milch und ähnliches zu essen.

Lacto-Vegetarier

Eine besondere Gruppe bilden schließlich die ***Lacto-Vegetarier,*** die Milch und Milchprodukte, wie Käse oder Quark, durchaus verwenden, jedoch auf das Tierprodukt Ei generell verzichten, ob es nun als ganzes Ei oder als Nahrungszutat angeboten wird.

Die 1. Gruppe ist nicht positiv zu beurteilen. Durch den Verzicht auf alle tierischen Produkte kann es zu einem Mangel an Eiweiß, Vitamin B_{12}, Jod, Kalzium und Eisen kommen. Diese Kostform ist also nicht günstig. Der Vorteil der ovo-lacto-vegetabilen Kost liegt auf der einen Seite in ihrem erhöhten Kohlenhydratanteil in Form von Stärke und dem hohen Ballaststoffanteil, auf der anderen Seite in der geringen Zufuhr von tierischen Fetten, Cholesterin und Purin. In der Eisen- und Jodversorgung kann es zu Engpässen kommen. In der lacto-vegetabilen Kost muß noch sorgfältiger auf die Eiweißzufuhr geachtet werden.

Veganische Kostform nicht günstig

So bleibt also die Frage offen, ob die rein vegetarische Ernährung, auch als ***Vollwertkost*** bezeichnet, für die es inzwischen ausgezeichnete Kochbücher mit schmackhaften Rezepten gibt, tatsächlich der ideale Weg zum gesünderen Leben ist. Noch dazu, da mit ihr im Alltag eine so radikale Umstellung der Koch- und Eßgewohnheiten verbunden sein muß, daß dadurch immer wieder Probleme auftauchen, die ohne Rechnerei gar nicht zu bewältigen sind. So liest man aus der Feder eines hervorragenden Fachmanns der vegetarischen Küche, des Engländers Paul Southey, in seinem Buch *Die Feinheiten der vegetarischen Küche* die bezeichnenden Sätze: „Seit ich Vegetarier bin, habe ich besonders darauf geachtet, genügend Proteine zu bekommen. Deshalb finden Sie bei jedem Gericht eine möglichst genaue Angabe über den Protein- und Kaloriengehalt, anhand der Sie sich die Mengen, die Ihr Gericht enthält, mühelos ausrechnen können."

Vollwertkost

Wirklich „mühelos"? Wie läßt sich eigentlich in einer mehrköpfigen Familie, in der jeder eine verschieden große Portion zu sich nimmt, darauf achten, daß die Proteinzufuhr – wie sie sonst gleichsam automatisch beim Fleischgenuß gesichert wird – ausreicht? Der Taschenrechner als Begleitung jeder Mahlzeit macht das Essen beinahe zu einem Alptraum und bewirkt das Gegenteil einer zwanglos-genüßlichen Mahlzeit als wichtige, psychologisch unbelastete Voraussetzung für die Gesundheit. Daß bestimmte diätetische Zwänge solches Rechnen zeitweise notwendig und unentbehrlich machen, steht auf einem anderen Blatt. Aber es geht ja um Sinn und Vorzüge des täglichen vegetarischen Kochens für jedermann.

Hauptsache: Vegetarier essen kein Schweinefleisch!

Allerdings kann derjenige, der sich vegetarisch ernährt, einer Tatsache gewiß sein: Er gerät nicht in die Gefahr, Schweinefleisch oder andere schweinerne Mahlzeiten zu sich zu nehmen. Schon in seinem grundlegenden Werk *Homotoxine und Homotoxikosen* (Baden-Baden 1955) hat Hans-Heinrich Rekkeweg auf den mit der vegetarischen Ernährung verbundenen Trugschluß hingewiesen, da „der Organismus bei völligem Fleischentzug unter Mangelerscheinungen zu leiden beginnt und zyklische Aminosäuren anscheinend nicht zu synthetisieren vermag. Der Vorteil einer rein vegetarischen Lebensweise, welcher immer wieder von Fanatikern dieser Richtung angeführt wird, liegt daher ***nicht*** in der fleischfreien, sondern in der ***schweinefleischfreien*** Diät des Vegetariers."

Nur auf Schweinefleisch verzichten

Das gibt in der Tat der rein vegetarischen Ernährung ein durchaus neues gesundheitliches Bild. Mit einem Schlag wäre das mühsame Streben nach ausreichend Proteinen beendet, wenn diese auf dem Weg über Rind- oder Geflügelfleisch oder andere Fleischsorten außer denen vom Schwein zu einer weithin durch Gemüse und Obst geprägten „Vollwertkost" hinzuträten.

Wer aus Rücksicht auf seine Gesundheit – sei es auf ärztlichen Ratschlag hin oder aus eigenem Entschluß – künftig vegetarisch leben will, wird sich zweifellos zunächst wohl fühlen. Denn seine neue Ernährung erfolgt ja ohne Schweinefleisch. Mit Fleisch generell hat er auch das Schweinerne aufgegeben. Der zum Vegetarismus übergewechselte Esser kann nicht ahnen, daß er den gleichen gesundheitlichen Effekt auch erleben würde, wenn er aus seiner bisherigen Kost lediglich Schweinefleisch gestrichen hätte. Denn allein darauf kommt es, wie wir von Reckeweg erfahren haben, an. Da aber der Vegetarier über kurz oder lang ohne jedes Fleisch in die Gefahr des Proteinmangels gerät, erweist sich sein Fleischverzicht eher als nachteilig. Wie jede Übertreibung schadet auch diese und macht sich im allzu knappen „Treibstoff" Protein bemerkbar.

Es genügt also – für den Gesunden und für die Mehrzahl der Kranken –, lediglich auf ***eine*** Fleischart zu verzichten, um damit die der vegetarischen Kost oft überschwenglich zugeschriebene gesundheitliche Motivation zu erreichen. Wer sich entschließt, kein Schweinefleisch und keine aus ihm entstandenen Nebenprodukte zu essen, hat gewissermaßen das Ei des Kolumbus in der gesunden Ernährung gefunden. Er kann – eben mit Ausnahme von Schwein – seinen Speiseplan wie bisher gestalten und erfreut sich dabei gesundheitlicher Vorzüge, die speziell einer rein pflanzlichen Ernährung zugute geschrieben werden.

Ei des Kolumbus

Wohl verstanden: Das hebt viele andere, der Gesundheit dienende Eßvorschriften keinesfalls auf! Anders gesagt: Wer das bisher mit dem Schweinefleisch zu sich genommene Fett dadurch ersetzen möchte, daß er mehr Butter ißt, befindet sich auf einem falschen Weg. Er ersetzt nämlich das Cholesterin vom Schwein durch das Cholesterin der Butter. Es gehört aber zu den großen Vorzügen der schweinefleischfreien Kost, daß bei ihr ohne besondere Umstände die Cholesterinzufuhr automatisch gebremst wird. Eine Eßsünde durch eine andere zu ersetzen, hat keinen Sinn. Der Verzicht auf Schweinefleisch macht andere Eßsünden nicht etwa verzeihlicher. Nach wie vor setzt sich eine rundum gesunde Ernährung aus vielerlei Faktoren zusammen, die sich ergänzen.

Vorsicht vor Butter

Biologisch sinnvolle Ernährung

Eine biologisch sinnvolle Ernährung besteht aus einer gemischten Kost, in der frische und naturreine Erzeugnisse – Obst, Gemüse, Salate – mit fettarmem Fleisch, Fisch, mit Vollkorn- und Milchprodukten abwechslungsreich kombiniert sind. Niemand sollte daran denken, auf die Vorzüge pflanzlicher Nahrungsmittel zu verzichten, die eine wichtige Quelle für Vitamine und Mineralstoffe sind, aber ebensowenig sollte im Interesse einer ausgewogenen Ernährung auf den Eiweißlieferanten Fleisch – mit der einen Ausnahme des Schweins – verzichtet werden.

Totale Umstellung auf vegetarische Kost bedeutet Neulernen

Für die Praxis der Küche bedeutet die totale Umstellung auf vegetarische Kost ein Neu- und Umlernen, das eine erhebliche Beschäftigung mit ernährungswissenschaftlichen Fakten voraussetzt. Es erfordert die Einmütigkeit innerhalb einer Familie zugunsten der vegetarischen Lebensweise, die durchaus nicht immer zu erwarten ist, schon wegen des Generationenunterschieds und der dadurch bedingten verschiedenen Ansprüche an das Essen. Es kann dazu kommen, daß ein Teil der Familie oder ein Ehepartner auf vegetarischer Kost besteht und der andere Teil sein Stück Fleisch auf dem Teller verlangt. Sind die damit verbundenen, immer wieder auftauchenden Meinungsverschiedenheiten tatsächlich den möglichen gesundheitlichen Gewinn wert, wenn er mit dem Streichen des Schweinefleischs aus dem Küchenzettel und dem

Angebot einer Vielzahl anderer Fleischsorten gleichermaßen erzielt wird?

Würde eine Hausfrau den Verzicht auf Schweinefleisch sozusagen insgeheim vornehmen und ihren Essern eine bunte Palette von sonstigen Fleischgerichten und natürlich auch – schweinefleischfreier – Wurst (die es vielerorts gibt) vorsetzen, dürfte es Wochen dauern, bis dem einen oder anderen der Familie das gewohnte Eisbein oder Schweinskotelett als fehlend auffällt.

Wegfall von Schwein ist kein küchentechnisches Problem

Das heißt: Küchentechnisch bedeutet der Wegfall von Schwein selbst für wenig erfahrene Köche/Köchinnen kein schwerwiegendes Problem. Daß es dagegen unheimlich mühsam ist, Fleischesser auf reine Gemüsekost umzupolen, versteht sich von selbst. Hier spricht also schon die praktische Gestaltung des Küchenzettels dafür, lediglich auf die eine Fleischsorte zu verzichten, deren Nachteile auf die Gesundheit unübersehbar sind und deren Fehlen beinahe allein den positiven Effekt einer fleischlosen vegetarischen Küche in sich schließt.

!

> Auf die einfachste Formel gebracht: Der Vegetarier lebt keineswegs gesünder als der ausgewogen auch mit Fleisch, aber ohne Schwein ernährte Normalesser.

Warum ist Fleisch nicht gleich Fleisch?

Ein Volk von Schweinefleischessern

Angebot und Verzehr von Fleisch haben sich im Verlauf unseres Jahrhunderts erheblich verändert, die fleischarmen Kriegsjahre einmal gar nicht berücksichtigt. Gleich geblieben ist in dieser Zeit die Bevorzugung von Schweinefleisch. Bis vor wenigen Jahrzehnten war beispielsweise Geflügelfleisch noch ein Bestandteil gehobener Küchen, während es heute – insbesondere mit Brathähnchen, aber auch mit Putenteilen – zur Alltagskost gehört.

Bevorzugung von Schweinefleisch

Seit 1985 hat – allen noch so gut gemeinten vegetarischen Bestrebungen zum Trotz – der Verbrauch von Fleisch- und Wurstwaren in der Bundesrepublik Deutschland je Kopf der Bevölkerung die Marke von jährlich 100 kg überschritten. Von diesen 2 Zentnern entfallen knapp zwei Drittel auf Schweinefleisch (1987: 62,3 kg von 103,8 kg). Zwar steht an 2. Stelle Rindfleisch, aber im Durchschnitt kommen auf jedes Kilogramm Schwein, das verzehrt wird, lediglich 350 g Rind. Im Überblick sieht die Vorliebe für die einzelnen Fleischarten heute so aus:

2/3 des Fleischverzehrs entfällt auf Schweinefleisch

Schweinefleisch	62,3 kg	Geflügel insgesamt	10,3 kg
Rindfleisch	22,2 kg	davon Hähnchen	6,4 kg
Kalbfleisch	1,8 kg	Puten	2,0 kg
Schaf- u. Ziegenfleisch	0,7 kg	Sonstiges	1,9 kg

Bemerkenswert dabei ist auch, daß das früher einmal an 3. Stelle rangierende Kalbfleisch (mit dem Standardgericht Wiener Schnitzel) sowohl wegen des Preises als auch wegen der hormonellen Belastung erheblich weniger verzehrt wird. Das sieht in Österreich und der Schweiz (teilweise auch in Bayern) günstiger aus, da dort Kalbfleisch häufiger und oft

Geringer Verzehr von Kalbfleisch

auch preiswerter angeboten wird. Dennoch findet sich auf den Speisekarten – was man nur mit Bedauern registrieren kann – das „Schnitzel Wiener Art“, was in Klarschrift nichts anderes heißt, als daß es sich um ein Schweineschnitzel handelt.

Schnitzel Wiener Art

Nichts zeigt besser als diese Übersicht, daß Fleischgenuß weithin eine Frage des Preises ist. Galt früher das Essen von reichlich Fleisch als Ausdruck des Wohlstands, so können sich heute immer mehr Menschen Fleisch (und Wurst) für ihre Mahlzeiten leisten. Aber die ausgesprochen preisgünstigen Fleischarten Schwein und Zuchtgeflügel stehen dabei mit zusammen mehr als 70 % eindeutig im Vordergrund. So kann man denn auch, wenn man Bedenken gegen den Verzehr von Schweinefleisch äußert, die (durchaus nicht immer zutreffende) Bemerkung hören: „Anderes Fleisch kann ich mir nicht leisten.“

Fleischgenuß ist eine Frage des Preises

Jedenfalls läßt sich auch aus den hier gegebenen Zahlen ablesen, daß in den deutschen Küchen durchaus Unterschiede zwischen den Fleischarten gemacht werden. Allerdings weit weniger aus geschmacklichen oder gar gesundheitlichen Gründen, sondern aus finanziellen. Fleisch ist also, auch was den Geldbeutel anbelangt, nicht gleich Fleisch.

Fleisch in Krankenhäusern

Nur ausnahmsweise wird aus gesundheitlichen Gründen eine Fleischart bevorzugt und eine andere gemieden. Das gilt bedauerlicherweise auch für jene Einrichtungen, die der Wiederherstellung der Gesundheit dienen sollen: die Krankenhäuser. Die an sich höchst erwünschte Kostendämpfung im Gesundheitswesen sollte dort haltmachen, wo Einsparungen zu Lasten einer gesunden Ernährung gehen. Hier stehen da oder dort ärztliche Erkenntnis und wirtschaftliches Denken in einem für den Patienten nachteiligen Zwiespalt. Mit Recht hat Reckeweg (leider bisher ohne viel Erfolg) die Forderung nach schweinefleischfreier Kost in Krankenhäusern erhoben.

Was schon die Kalorien verraten

Normalverbraucher unterscheidet fettes von magerem Fleisch

Die Kenntnis der Hausfrauen und Köche über die verschiedenen Fleischarten konzentriert sich – außer auf den Preis – auf den Kalorien- bzw. Joulegehalt. Der Normalverbraucher unterscheidet fettes von magerem Fleisch. Er ist sich bewußt, daß er mit einem Schweinebraten mehr Kalorien zu sich nimmt als mit einem Steak von Rind oder Kalb oder einem gegrillten Hähnchen.

Kalorienstoß von der Wurst

Viel weniger Gedanken macht er sich dabei über den Kalorienstoß, der von seinen Wurstbroten ausgeht. Jeder 2. Bundesbürger ißt Wurst zum Abendbrot, jeder 3. bereits zum Frühstück. Und hier spielen die verschiedenen Fleischarten kaum eine Rolle. Wurst muß nach landläufiger Meinung vom Schwein stammen, und selbst die zusätzlich angebotene Geflügelwurst kommt ohne Schweinesubstanzen nicht aus. Das gilt übrigens auch von scheinbar schweinefleischfreien Wurstsorten, wie Kalbsleberwurst, Kalbsbratwurst oder – überraschenderweise – teilweise sogar von Corned beef. Demgegenüber setzt sich allmählich die sogar für viele Fleischesser neue Erkenntnis durch, daß eine gute und streichfähige Wurst auch ohne Schweinefleisch hergestellt werden kann.

Wie unterschiedlich die einzelnen Fleischarten und -teile sind, kann man an den folgenden Zusammenstellungen der Kalorien sowie des Fett- und Eiweißgehalts ablesen.

Schweinefleisch

Zunächst die Werte für **Schweinefleisch** (je 100 g):

	Kalorien	Joule	Fett	Eiweiß
Bauchfleisch	450	1884	42 g	12 g
Schulter, Blatt	395	1653	35 g	14 g
Kamm	368	1540	32 g	15 g
Keule	362	1515	31 g	15 g
Kotelett	358	1498	31 g	15 g
Zunge	240	1004	18 g	15 g
Eisbein	207	866	16 g	12 g
Filet, Lende	176	737	10 g	19 g
Schnitzel	168	703	8 g	21 g
Leber	147	615	5 g	22 g

Kalbfleisch

Einen erheblich niedrigeren Kaloriensatz und einen minimalen Fettanteil, verbunden mit höherem Eiweißgehalt, weist **Kalbfleisch** auf (je 100 g):

	Kalorien	Joule	Fett	Eiweiß
Schulter, Bug	140	586	5 g	21 g
Zunge	135	560	6 g	17 g
Kotelett	125	523	3 g	21 g
Schnitzel	108	452	2 g	21 g
Haxe	107	448	2 g	21 g
Keule	103	431	2 g	21 g

Vergleiche

Ein Vergleich allein dieser Werte ist bezeichnend: Sie können bei gleicher Kalorienzahl 100 g Schweine-, aber 160 g Kalbsschnitzel essen. Sie nehmen bei einem Schweineschnitzel 4mal soviel Fett wie beim Kalbsschnitzel zu sich. Ein Eisbein hat je 100 g beinahe doppelt so viele Kalorien wie eine Kalbshaxe, dabei die 8fache Menge Fett sowie die Hälfte des Eiweißes. Selbst bei den Zungen ist der Unterschied bemerkenswert: Die vom Schwein hat beinahe die doppelte Kalorienzahl, 3mal soviel Fett und etwas weniger Eiweiß. Im Durchschnitt müssen Sie bei Schweinefleisch damit rechnen, daß Sie mit jedem Gericht – gleiches Gewicht angenommen – die 7fache Menge Fett verzehren, jedoch etwa ein Viertel weniger an wertvollem Eiweiß.

Rindfleisch

Zur Vervollständigung des Überblicks die Werte für **Rindfleisch** (je 100 g):

	Kalorien	Joule	Fett	Eiweiß
Hochrippe (Suppenfleisch)	297	1243	23 g	17 g
Roastbeef	254	1063	4 g	21 g
Blume, Rose	253	1059	19 g	17 g
Zunge	223	933	16 g	16 g
Keule	205	858	13 g	19 g
Tatar	128	536	16 g	16 g
Filet	126	527	4 g	19 g

Auch hier lassen sich aufschlußreiche Vergleiche ziehen. Das scheinbar ganz magere Schweinefilet (das auch in der feinen Küche geschätzt wird) hat die 2)fache Fettmenge eines Rinderfilets, auch wenn der Eiweißgehalt gleich bleibt. Eine Rinderkeule weist wenig mehr als die Hälfte der Kalorien einer Schweinekeule auf, hat weniger als die Hälfte Fett und mehr Eiweiß.

Geflügel

Bemerkenswert sind die Unterschiede, die zwischen den wichtigsten **Geflügel**arten bestehen (je 100 g):

	Kalorien	Joule	Fett	Eiweiß
Gans	364	1523	31 g	16 g
Ente	243	1017	17 g	18 g
Truthahn, Pute	230	962	15 g	20 g
Brathuhn	144	602	6 g	21 g
Hühnerkeule	120	502	3 g	21 g
Hühnerbrust	109	456	1 g	23 g

Die oft als besonders fett verdammte (wenn auch relativ selten gegessene) Gans hat weniger Fett als Schweineschulter oder Bauchfleisch und nicht mehr Fett als ein Schweinskotelett, das ziemlich häufig auf den Tisch kommt. Hühnerfleisch in jeglicher Form besitzt etwa die gleichen Kalorienwerte wie Kalbfleisch und gleicht ihm auch in bezug auf geringe Fett- und günstige Eiweißmengen. Dabei wird es um vieles preiswerter angeboten. Hier lassen sich also ernährungsmäßig zuträgliche Alternativen mit sparsamer Haushaltsführung durchaus vereinen.

Wild

Die Zahlen für **Wild** runden das Bild ab. Wildfleisch ist ebenso kalorien- und fettarm wie eiweißreich, wenngleich auch hier die Kostenfrage ins Gewicht fällt.

	Kalorien	Joule	Fett	Eiweiß
Wildkaninchen	167	699	8 g	21 g
Hase	124	519	3 g	22 g
Hirsch	123	514	3 g	21 g
Rehkeule	106	444	1 g	21 g
Wildgeflügel (durchschn.)	81	339	3 g	13 g
Fasan	111	465	2 g	22 g
Rebhuhn	167	699	1 g	20 g

Wildschwein

Auch Wildschwein gehört mit lediglich 113 Kalorien (473 Joule) in diese Reihe. Dennoch weist Wildschweinfleisch ähnliche Nachteile wie das Schweinefleisch auf und sollte daher gemieden werden. Wer von Schwein entwöhnt ist, würde bei einem Genuß von Wildschwein die gleichen Abwehrreaktionen seines Körpers erleben wie bei einer gewöhnlichen Schweinemahlzeit.

Jetzt geht es um die Wurst

Es ist durchaus nicht ungewöhnlich, daß manche Leute zwar aus verschiedenen Gründen auf Schweinebraten, Eisbein und Kotelett verzichten, aber gegenüber Wurst weit weniger konsequent sind. Man könnte meinen, daß sie sich nicht deutlich machen, daß Wurst – welcher Art auch immer – ganz oder doch zu wesentlichen Teilen aus Schweinefleisch und -fett besteht. Dabei waren selbst die Gegner des Schweinefleischgenusses früher der (inzwischen als irrig erkannten) Meinung, nur mit Schweinefleisch ließe sich eine streichfähige Wurst herstellen.

Rohwürste

Die Praxis der Wurstherstellung sieht so aus: Rohwürste entstehen aus rohem, grob oder fein zerkleinertem Rind- und Schweinefleisch, Speck, Salzen und Gewürzen. Diese Würste werden durch Trocknen, Räuchern oder Pökeln haltbar. Dazu gehören Salami, Zervelat-, Plock-, Schinkenmett-, Schlackwurst, als Streichwürste Teewurst und Streichmettwurst.

Kochwürste

Kochwürste entstehen aus vorgegartem Schweinefleisch und Speck mit Zusatz von Blut und Innereien (Leber, Niere, Milz) sowie Schwarten, Sehnen, Gewürzen, eventuell auch Grütze. Dazu gehören Leber-, Blut- und Rotwurst. Leberwürste enthalten 5 – 30 % Leber (meist vom Schwein), dazu Fleisch und Speck, bei einfachen Qualitäten auch Milz, Niere und Herz. Kalbsleberwurst ***kann,*** muß aber keine Kalbsleber enthalten; sie wird auch aus Kalbfleisch und Schweineleber hergestellt. Grobe Leberwurst (Pfälzer, Hausmacher, Gutsleberwurst) enthält als Grundmasse Blut sowie Schwarten vom Schwein, dazu Speck in Stücken.

Brühwürste

Brühwürste entstehen aus Rind- und Schweinefleisch, Speck sowie Phosphaten, Milcheiweiß, Zitrat und Askorbinsäure.

Schweinefleisch ist wichtigster Bestandteil aller Würste

Wer einen Unterschied zwischen Schweinefleisch und Wurst macht, betrügt sich selbst. Er gleicht dem Trinker, der auf Cognac verzichtet und glaubt, mit Armagnac gesünder zu leben. Auch Begriffe wie „Kalbsleberwurst", „Geflügelwurst", „Fleischwurst" oder „Leberkäse" dürfen nicht darüber hinwegtäuschen, daß Schwein ihr wichtigster Bestandteil ist. Das gilt auch für den gewöhnlich aus Wurst bestehenden Fleischsalat oder die mit Wurstscheiben belegte Pizza. Seien Sie jeder Wurst gegenüber mißtrauisch, die nicht nachweislich schweinefleischfrei hergestellt wurde. Auf Angaben von Verkäuferinnen in Supermärkten oder Delikateßgeschäften ist nur selten Verlaß. Wir haben jahrelang, als das Thema noch dubios war, Wurstverkäuferinnen darauf hingewiesen, daß wir sofort eine Gallenkolik bekämen, wenn die als schweinefleischfrei angebotene Wurst diesem Anspruch nicht genüge. Im Nu waren alle Beteuerungen hinfällig, und es wurde eingeräumt, daß eine Kleinigkeit Schwein wohl doch enthalten sei. „Anders geht es ja gar nicht." – Versuchen Sie es doch auch einmal!

Welche Rolle Fett (also Schweinefett) und Schweinefleisch in praktisch jeder Wurst spielen, läßt folgende Übersicht erahnen. Sie ist geordnet nach dem Fettgehalt der Wurstsorten (je 100 g), wie es Ihnen jede Kalorientabelle verrät.

Fettgehalt verschiedener Wurstsorten

	Kalorien	Joule	Fett	Eiweiß
Salami	550	302	50 g	18 g
Zervelatwurst	484	2026	43 g	17 g
Leberwurst	450	1883	41 g	12 g
Blutwurst	425	1779	39 g	13 g
Mortadella	367	1536	33 g	12 g
Schweinebratw.	364	1523	32 g	13 g
„Kalbsbratwurst“	343	1435	31 g	10 g
Jagdwurst	346	1448	29 g	16 g
Fleischwurst	315	1318	27 g	13 g
Bockwurst	294	1230	25 g	12 g
Weißwurst	255	1067	22 g	11 g
Frankfurter Würstchen	256	1071	21 g	12 g
Wiener Würstchen	185	775	15 g	10 g
amerikan. Corned beef	225	940	12 g	22 g
deutsches Corned beef	153	640	6 g	22 g

Wurst zeigt sich also als ein Nahrungsmittel, das in erheblichem Umfang – bis zu 40 oder 50% – aus Fett besteht. Dieses Fett stammt ganz oder überwiegend vom Schwein.

Von seiten der Wursthersteller wurde lange behauptet, ohne Schweinefett ließe sich keine streichfähige Wurst herstellen. So waren die Gegner der schweinefleischhaltigen Wurst bis in die 60er Jahre auf vegetarische Ersatzprodukte angewiesen, aßen statt Wurst eben Käse oder das auch in vielen Metzgereien erhältliche Rauchfleisch (vom Rind) bzw. das luftgetrocknete Bündner Fleisch.

Adventisten gaben Anstoß für schweinefleischfreie Wurst

Ein entscheidender Anstoß für schweinefleischfreie Wurst erfolgte auf religiöser Ebene: Da auch die in verschiedenen Teilen Deutschlands wirkenden Adventisten (eine Sekte amerikanischer Herkunft) ihren Anhängern jeglichen Schweinefleischgenuß untersagten, begannen adventistisch eingestellte Metzger mit der Wurstherstellung ohne Schweinefleisch. Über einzelne Geschäfte hinaus entstanden in den letzten Jahrzehnten (auch ohne religiöse Motivation) Spezial-Versandschlachtereien, deren aus Rind- oder Kalbfleisch bzw.

Heute großes Angebot an schweinfleischfreier Wurst

-fett gelieferten Wurstsorten erheblich kalorien- und fettärmer sind. Diese Schlachter haben eine Pionierarbeit geleistet, der sich nach und nach auch herkömmliche Metzgereien angeschlossen haben. Innerhalb weniger Jahre ist ein Angebot entstanden, das es praktisch jedem erlaubt, hier oder dort Wurst ohne Schwein in vielen Sorten zu bekommen.
Fettfrei kann auch diese schweinefleischlose Wurst nicht sein, wie es der Inhaber einer dieser Firmen so begründete: „Etwas Fett in der Wurst muß sein. Neben seiner Funktion als Energielieferant dient es vor allem als Aromaträger, d. h., es übermittelt und verstärkt die Geruchs- und Geschmacksstoffe. Es ist außerdem notwendig, um die wichtigen fettlöslichen Vitamine aufzuschließen und die vielfältigen Gewürzkomponenten voll zur Geltung zu bringen."

Wenn Wurst kein Schwein enthält

Gewiß ist es nicht allein der hohe Fett- und Kalorienwert, der gegen die herkömmliche Wurst spricht. Aber es macht sicher nachdenklich, gegenüber den Werten üblicher Wurst die entsprechenden Angaben für schweinefleischfreie Wurst kennenzulernen. Dabei lagen uns ziemlich vollständige Daten für die bereits erwähnten Wurstsorten von 2 dieser Spezialmetzgereien (aus Niedersachsen und Bayern) vor.

Fett und Kalorien in schweinefleischfreier Wurst

	Kalorien	Joule	Fett	Eiweiß
Salami A	391	1665	35 g	18 g
B	320	1340	28 g	15,5 g
Zervelatwurst B	320	1340	28 g	15,5 g
Leberwurst A (je nach Art)	279–324	1179–1371	26–30 g	14–15 g
B	290–330	1214–1579	25–35 g	11,5–15 g
Blutwurst A	152	1644	8 g	21 g
Mortadella B	230	963	20 g	11,5 g
Rinderbratwurst A	259	1057	12 g	23 g
B	280	1172	25 g	13 g
Kalbsbratwurst A	257	1088	24 g	13 g
Jagdwurst A	346	1448	29 g	16 g
B	190	795	15 g	14 g
Fleischwurst B	270	1130	25 g	11,5 g

	Kalorien	Joule	Fett	Eiweiß
Bockwurst B	230	963	12 g	20 g
Frankfurter B	300	1256	28 g	12 g
Wiener A	257	1088	24 g	13 g
B	270	1130	25 g	11 g
Corned beef A	99	420	2 g	21 g
B	125	523	5 g	20 g

Auch für andere Wurstsorten im Angebot schweinefleischfreier Metzgereien kann man die entsprechenden Zahlen ermitteln. Der Vergleich macht ganz deutlich, daß – gesundheitliche Unterschiede einmal beiseite gelassen – die weit geringere Kalorienzahl und der niedrigere Fettanteil der Wurst aus Kalb- und Rindfleisch eine erheblich fettärmere Ernährung ermöglichen. Das läßt sich auf einen Blick an einer Übersicht ablesen, die das Minus an Kalorien und Fett bei schweinefleischfreier Wurst gegenüber der herkömmlichen in Prozenten auflistet.

Minus an Kalorien und Fett

Wurstart	Kalorien	Fett
Salami	-28 %	-30 %
Zervelatwurst	-34 %	-35 %
Leberwurst	ca. -30 %	ca. -30 %
Blutwurst	-65 %	-80 %
Mortadella	-36 %	-38 %
Rinderbratwurst	-30 %	-60 %
Kalbsbratwurst	-25 %	-20 %
Jagdwurst	-38 %	-50 %
Fleischwurst	+ 10 % (!)	+ 7 %(!)
Bockwurst	-20 %	-50 %
Frankfurter Würstchen	+ 18 % (!)	+ 25 %(!)
Wiener Würstchen	+28 % (!)	+ 40 %(!)
Corned beef	-34 %	-65 %

Als Durchschnitt – die „Ausreißer“ mit höherem Kaloriengehalt und Fettanteil berücksichtigt, was sich aus bestimmten Herstellungsprozessen ergibt – ermittelt man Werte von 22 % weniger Kalorien und 30 % weniger Fett für schweinefleischfreie Wurst. Ohne die Sonderfälle, die nur einen kleinen Teil des Angebots umfassen, lägen die Werte bei - 34 % Kalorien und - 45 % Fett.

Schinken von Schwein oder Rind

Schinken

Nicht minder typisch wird der Beweis, daß Fleisch nicht gleich Fleisch ist, beim Schinken. Dem herkömmlichen fetten Schweineschinken steht im rohen oder gekochten Rinderschinken ein angemessenes Nahrungsmittel gegenüber, zusätzlich auch das Bündner Fleisch (je 100 g):

roher Schweineschinken	144 – 395 Kalorien	7 – 33 g Fett
Rinderrauchfleisch	125 Kalorien	5 g Fett
Bündner Fleisch	80 Kalorien	10 g Fett
gek. Schweineschinken	282 Kalorien	21 g Fett
Rinderkochschinken	125 Kalorien	5 g Fett

Abmagerungsdiäten mit „magerem Schinken"

Wer diese Zahlen kennt, kann sich nur wundern, daß immer wieder in sogenannten Abmagerungsdiäten die Scheibe „magerer Schinken" oder „magere Wurst" auftaucht. Offensichtlich ist den Bearbeitern solcher Pläne häufig die schweinefleischfreie Alternative gar nicht bekannt, so daß sie sich Möglichkeiten der erheblichen Einsparung von Kalorien und Fett entgehen lassen.

Wer es in Norddeutschland immer wieder erlebt, wie Menschen, die unter Übergewicht leiden, beinahe Schlange stehen vor den Katenschinkenräuchereien und ihn kiloweise nach Hause tragen, um sich dort zu „mästen", der kann nur die Unkenntnis beinahe aller Verbraucher beklagen.

Das „biologisch-dynamische" Schwein

Demeter

Daß Fleisch nicht gleich Fleisch ist, beweisen auch die Höfe, auf denen Kälber, Rinder und Geflügel (allerdings leider auch Schweine) im Geist der biologisch-dynamischen Landwirtschaft gezogen werden. Die Göttin der Fruchtbarkeit, Demeter (als Firmenzeichen auch klein geschrieben), gewährleistet sozusagen eine natürliche Aufzucht ohne Chemie, Hormone, Abfälle. Hier werden die Weiden organisch gedüngt, erhalten die Tiere Futter, das schadstofffrei ist, und leben auf der Weide und nicht in der qualvollen Enge eines auf Zentimeter bemessenen Stalls. Kein Wunder, daß diese gesunden und zufriedenen Tiere Fleisch von hoher Qualität und nicht durch Schnellmast aufgepulvert liefern.

Bei der Wurstherstellung wird auf nitrithaltige Pökelsalze, auf Bindemittel, wie Phosphat oder Milcheiweiß, verzichtet. Auch wenn dadurch das Aussehen dieser Wurst gelegentlich die rötliche Färbung vermissen läßt, wird das durch die gesundheitlichen Vorzüge mehr als ausgeglichen. Das gilt auch für den leicht erhöhten Preis, der für diese demeter-Qualität zu bezahlen ist.

Schwein bleibt Schwein

Was aber das unter demeter-Zeichen produzierte Schweinefleisch angeht, so setzt sich auch hier ein Denkfehler verhängnisvoll fort. Auch wenn Aufzucht und Ernährung auf demeter-Höfen gesund sind, ändert das nichts an der physiologischen Zusammensetzung des Schweinefleischs, nichts an seinem Fettgehalt, nichts an den gesundheitlichen Bedenken, die mit ihm verbunden sind. Es mag in der Tat besser schmekken, aber sobald man sich über die Auswirkungen auf die Gesundheit klar ist, ist das noch bedenklicher. Denn es vermittelt dem Konsumenten das trügerische Gefühl, er habe dank demeter-Qualität alles nur Erdenkliche für seine Gesundheit getan. Der Demeterbund täte gut daran, die ihm angeschlossenen Bauern auf den Verzicht auf Schweinezucht und der damit verbundenen Wurstherstellung zu verpflichten. Auch ein „biologisch-dynamisch" gezogenes Schwein bleibt ein Schwein mit all seinen negativen Eigenschaften für die menschliche Gesundheit. Es erscheint gerade bei Anerkennung des hohen Wertes biologisch-dynamischer Landwirtschaft beinahe absurd, wenn zwar beim Anbau Gesundheit groß geschrieben wird, zum Verzehr aber dem gutgläubigen Abnehmer eine durch ihren Gehalt an Sutoxinen – gelinde gesagt – bedenkliche Ware geliefert wird. Hier besteht für den Demeterbund wohl noch ein Nachholbedarf.

Demeter-Bauern sollten auf Schweinezucht verzichten

Die Religion macht es möglich

Der Verzicht auf Schweinefleisch in der Ernährung ist keine modische Neuheit. Zahlreiche Völker und Religionen – so Araber, Hottentotten und Juden – lehnen den Schweinefleischgenuß seit vielen Jahrhunderten konsequent ab. Dabei taucht natürlich die Frage auf, weshalb dies eigentlich zu einer Frage der Religion werden konnte.

Natürlich hat religiöser Glaube im engeren Sinne nichts mit dem Essen zu tun. Aber wenn die Priester und Weisen alter

Priester beeinflußten Eßgewohnheiten

Völker zu der Erkenntnis kamen, daß Schweinefleischgenuß nachteilig für die Gesundheit sein konnte – wie sollten sie dies ihren unwissenden Mitmenschen eigentlich deutlich und verständlich machen? Der einzige Weg, das Schweinefleisch vom Speisezettel zu verbannen, führte über die Religion. Wenn Gott, Propheten und ihre Priester ein solches Verbot aussprachen, wenn der Genuß von Schwein nicht – rein sachlich – als ungesund, sondern als Sünde und Ungehorsam gegenüber Gott aufgefaßt wurde, dann war es gewiß eine Kleinigkeit, eine wichtige Gesundheitsregel zum religiösen Dogma zu machen, das streng befolgt werden mußte. Man meinte Gesundheit und umgab sie mit dem Zaubermantel des Glaubens.

Orient

So sorgt ein orthodoxer Glaube bis heute in orientalischen Ländern einschließlich Israels für eine schweinefleischfreie Küche, die nur dort verlassen wird, wo der Glaube ins Wanken gerät und moderner Unglaube um sich greift oder wo die Rücksichtnahme auf ausländische Besucher, also Touristen, ungewohntes Schweinefleisch auf die Teller wandern läßt.

Gewiß soll nicht verschwiegen werden, daß die Ablehnung des Schweinefleischgenusses in den islamischen Ländern auch

Trichinen

auf die Trichinen (ein Fadenwurm) zurückzuführen ist. Die Larven dieser Würmer kapseln sich im Muskelgewebe des Schweins ein, werden nach dem Essen des Fleischs im Körper aktiviert und können zu tödlichen Erkrankungen führen (Trichinose). Daher müssen bei uns seit langem alle geschlachteten Schweine bei der Trichinenschau vom Tierarzt untersucht und als trichinenfrei erklärt werden. Erst danach darf das Fleisch zum Verzehr freigegeben werden.

Schweinefleisch verwest schnell

Vorrangig aber ist die Tatsache, daß schon früh und besonders in den heißen Ländern deutlich wurde, daß keine Fleischart nach dem Schlachten schneller in Verwesung übergeht als Schwein. In seinen grundlegenden Forschungen hat Reckeweg experimentell nachgewiesen, daß sich Haltbarkeit und Zerfall durch Fäulnis bei Rind-, Hammel-, Schweine- und Wildschweinfleisch ganz erheblich unterscheiden. Ein Versuch ergab, „daß das Schweinefleisch außergewöhnlich leicht zu Fäulniserscheinungen neigt und bei seiner bakteriellen und fermentativen Zersetzung jauchige Spaltprodukte liefert, ganz im Gegensatz zum Rindfleisch und besonders markant im Gegensatz zum Hammelfleisch." Daß solche rasche Fäulnis mit Übergang in einen jauchigen Zustand in einem heißen Klima doppelt bedenklich ist, liegt nahe.

Kaum bekannt ist die Tatsache, daß auf Veranlassung des Missionars Bonifatius zu Beginn des 8. Jahrhunderts auch Papst

Papst Gregor II. erließ Schweinefleischverbot

Gregor II. ein Schweinefleischverbot erließ, das aber schon bald in Vergessenheit geriet.

Miss Piggy läßt bitten

Wer Schweinefleisch mit anderen Fleischarten vergleicht, gelangt schon bald zu der – ebenso überraschenden wie bestürzenden – Entdeckung, daß eine große Verwandtschaft in den biologischen Eigenschaften von Schweine- und Menschenfleisch besteht. So wurden denn auch im Mittelalter, als das Sezieren menschlicher Leichen verboten war, Schweine als Ersatz zur anatomischen Schulung verwendet. Ältere Leute werden sich erinnern, daß in den 20er und 30er Jahren Massenmörder wie Haarmann und Denke die von ihnen ermordeten Personen als Schweinefleisch in den Handel brachten und der Unterschied weder optisch noch im Geschmack bemerkt wurde. Bei manchen Kannibalen der Südsee wurde der Mensch als Fleischlieferant „Langschwein" genannt.

Große Verwandtschaft von Schweine- und Menschenfleisch

Man könnte eher angeekelt über solche Zusammenhänge zur Tagesordnung übergehen, wenn nicht mit dieser Ähnlichkeit auch „ein leichterer biochemischer Austausch der Inhaltsstoffe" (Reckeweg) möglich wäre. Wer Schweinefleisch in großen Mengen zu sich nimmt, führt seinem Bindegewebe dadurch schleimige Substanzen des Schweins zu. „Auf diese Weise verschleimt bei Schweinefleischgenuß allmählich das Bindegewebe des Menschen, indem es zusätzlich mit Schweinefett angereichert wird, so daß die Schweinefleischgenießer bald selbst den Tieren, die sie verspeisen, äußerlich ähnlich werden" (Reckeweg). So zeigt der Specknacken dicker Schweinefleischesser unverkennbar die gleiche Konsistenz, die von Schweineschwarte bekannt ist. Jedenfalls gibt es kein anderes Fleisch, das sich auf diese Weise mit seinen Eigenarten im Esser manifestiert.

Schleimige Substanzen des Schweinefleischs

Die liebenswerte, so „menschliche" Gestalt der Miss Piggy in der Fernsehserie „Muppets" läßt leicht über die Schattenseite der erstaunlichen Schweineähnlichkeit mancher Menschen hinwegsehen. Wer seine Umgebung unter diesem Gesichtspunkt kritisch beobachtet, wird mit Bestürzung diese Tendenz bestätigt finden. Sie ergibt sich schon aus der Tatsache, daß sich heute immer mehr Menschen von Kind an regelmäßig und in wachsender Menge überwiegend von Schweinefleisch ernähren.

Manche Menschen haben erstaunliche Schweineähnlichkeit

Schweinefleisch ist anders

Erheblicher Fettgehalt

Unbestritten und unübersehbar ist der erhebliche Fettgehalt des Schweinefleischs gegenüber allen anderen Fleischarten. Selbst mageres Schweinefleisch (wie Lende) ist noch fettreich genug, da das Schwein Fett in den Zellen selbst anreichert, während es bei anderen Schlachttieren lediglich außerhalb der Zellen im Bindegewebe oder als eigene Fettzellen abgelagert wird. So neigen denn auch leidenschaftliche Schweinefleischesser zur Fettsucht.

Cholesterin

Nun ist Fett auch kein Wert an sich, sondern tritt als maßgeblicher Bestandteil von Fleisch, hier wiederum von Schweinefleisch, stets in Gesellschaft von Cholesterin auf. Daß ein erhöhter Cholesterinspiegel nicht erwünscht ist, daß er den Blutdruck steigert, die Arteriosklerose begünstigt und – insbesondere bei Rauchern – die Gefahr eines Herzinfarkts erhöht, gehört heute bereits zum Allgemeinwissen. Warum also in der Küche ausgerechnet ***das*** Fleisch bevorzugen, Schweinefleisch, das das meiste Cholesterin enthält, wenn andere Fleischarten verfügbar sind, die diesen Nachteil nicht besitzen?! Hier müssen Gewohnheiten und Küchentraditionen endlich überwunden werden.

Lange Tradition des Schweinefleischgenusses

Das klingt freilich einfacher, als es ist. Der Genuß bestimmter Teile des Schweins geht in den regionalen Küchen des Nordens und Südens auf lange Überlieferungen zurück. Den „Snuten un Poten“ des Nordens stehen das Wammerl (Schweinebauch) der Bayern oder das Rippchen der Hessen gegenüber. Bodenständige Küche kreist in Deutschland und Österreich fast ausnahmslos um Schweinefleisch und Speck, wie es auch die verschiedenen Würstchen von München über Nürnberg und Regensburg bis Frankfurt oder Wien deutlich erkennen lassen.

Eintöpfe

Außer dem an Hammelfleisch orientierten Irish Stew kommen die meisten volkstümlichen Eintöpfe nicht ohne Schwein aus. So können sich viele Hausfrauen einen Küchenzettel ohne Schweinefleisch kaum vorstellen. Der Hinweis auf die von diesem Fleisch ausgehenden gesundheitlichen Schäden findet so lange kein Echo, wie die zugehörige und wohl oder übel zu erwartende Krankheit sich noch nicht eingestellt hat. Wer wollte um die wachsende Erkenntnis vom gesunden und schädlichen Fleisch willen ernstlich wünschen, daß ein solcher Anstoß erfolgt? Dabei weisen in den meisten Familien genügend Anzeichen darauf hin, daß der Schweinefleischkonsum bereits seine Spuren hinterlassen hat. Der an seiner Bandscheibe laborierende Autofahrer macht deutlich, daß die vom

Schwefelanreicherung

Schweinefleisch stammende Schwefelanreicherung in den Knorpeln des menschlichen Stützapparats bereits zu einer Erweichung geführt hat. Daß diese Entwicklung sich nicht verschlimmern, sondern zum Stillstand oder gar zur Besserung kommen könnte, wenn der Betroffene kein Schweinefleisch mehr ißt und auf schwefelarmes Hammel- oder Rindfleisch übergeht, ist – trotz der von Professor August Bier stammenden wissenschaftlichen Hinweise (siehe Seite 41) – viel zu einfach, als daß ein solcher Rat befolgt werden würde.

Arthrose

Für die von ihren Hüften im Stich gelassenen Zeitgenossen gilt leider ebenfalls, daß sie sich eher eine Endoprothese einpflanzen lassen, als rechtzeitig Schweinefleisch aus ihrer Küche zu verbannen (siehe Seite 41).

Während Rinder oder Schafe auf den Weiden den Vorzug haben, überwiegend natürlich mit Gras unter freiem Himmel aufzuwachsen, bevor sie geschlachtet werden, erfolgt die

Schweinezucht in „Tierfabriken"

Schweinezucht fast ausschließlich in „Tierfabriken" in geschlossenen Räumen bei künstlicher Beleuchtung – ein Dasein bis zu dem mit kräftiger Histaminausschüttung verbundenen Tod, die sich als Folge der für die sensiblen Schweine kaum erträglichen Angst einstellt. Dabei steigern die modernen Aufzuchtmethoden den im Schwein befindlichen latenten hohen Gehalt an Wachstumshormonen noch, der beim Verzehr des Fleischs in den menschlichen Organismus wandert.

Schließlich liegt die Rentabilität der Schweinezucht ja gerade in der Tatsache, daß es in relativ kurzer Zeit schlachtreif wird. Bei den Hormonen im Kalb entstand bei den Fleischkäufern

Hormone auch beim Schwein

eine wahre Panik. Eine nicht minder erhebliche Hormonübertragung aus der durch Fütterung noch begünstigten Physis des Schweins läßt die Menschen jedoch gleichgültig. Wen kann es aber verwundern, daß die hormonellen Wachstumsimpulse des Schweins sich auch auf den Menschen übertragen und zur Fettsucht führen?!

Schweinefleisch ist teuer

Die Entscheidung für das scheinbar billige Schweinefleisch ist in Wahrheit für den einzelnen, für die Familie und für die

Schwein ist das teuerste Fleisch

Gesamtheit der Bevölkerung eine Entscheidung für das teuerste Fleisch überhaupt. Dr. Reckeweg: „Wenn man nämlich die vielen (und bösartigen) Krankheiten mit einrechnet, die es verursacht, die Todesfälle aufgrund akuter und als mit dem Schweinefleischgenuß im Zusammenhang stehender, aber als solcher nicht erkannter Krankheiten..., vor allem, wenn man auch die aufgrund dieser Krankheiten und konsekutiven Behandlungsschäden (durch starkwirkende Therapeutika) oft folgende Frühinvalidität berücksichtigt, dann kann sich eigentlich niemand dieses „teuerste Fleisch" leisten, besonders auch nicht aufgrund der dadurch bedingten lebensverkürzenden Übergewichtigkeit."

Normalgewicht durch Verzicht auf Schwein

In der Tat trägt der Verzicht auf Schweinefleisch bereits erheblich zur Erlangung und Erhaltung eines gesunden Normalgewichts bei. Es kann also nur als widersinnig angesehen werden, wenn in diesem oder jenem Rezept zur Gewichtsreduzierung der Genuß von Schinken oder Wurst – wenn auch in kleinen Mengen – erlaubt oder angeraten wird. Da nach Beendigung der Kur die Sucht nach solchen und anderen Schweinefleischmahlzeiten wieder voll befriedigt werden kann, ist die Tendenz zur Gewichtszunahme bereits im Abmagerungsplan vorprogrammiert.

Während der Gast im Restaurant mit Hilfe der Speisekarte und gegebenenfalls Rückfragen sich diejenigen Gerichte aussuchen kann, die schweinefleischfrei sind, läßt sich für das übliche Kantinenessen und die Versorgung der Alten und Kranken mit Essenslieferungen ins Haus eine alte Redensart treffend abwandeln: „Friß, Vogel, ***und*** stirb!" Denn bei diesen auf den Pfennig kalkulierten Mahlzeiten spielen Schweinefleisch und Schweinefett die dominierende Rolle.

„Friß, Vogel und stirb!"

Kantinenessen

Wer aus Bequemlichkeit oder zur Entlastung seiner Frau seine Hauptmahlzeit im Betrieb einnimmt, macht das schlechteste Geschäft: Er bezahlt nicht mit Mark und Pfennig, sondern auf kürzere oder längere Sicht mit seiner Gesundheit. Statt auf Krankheit (oder nur auf die nächste Grippe) zu warten, sollte der Kantinenesser einen Test machen: zu Hause ***und*** im Betrieb auf jegliche Nahrung vom Schwein verzichten und nach 3 oder 4 Monaten – manchmal schon eher – die merkliche Steigerung seines Wohlbefindens, seiner Aktivität, seiner Abwehrkräfte aufmerksam registrieren. Dieser Gewinn an Vitalität überzeugt vielleicht auch Skeptiker stärker als die Warnung vor gesundheitlichen Gefahren. Nur: Konsequent muß man dabei sein und erkennen, daß Fleisch tatsächlich nicht gleich Fleisch ist.

Gesundheitliche Gefahren des Schweinefleischs

Früher war vieles anders

Es ist wie immer, wenn man Menschen auf gesundheitliche Nachteile bestimmter Genußmittel aufmerksam macht: Da werden sofort Beispiele zitiert, die die Bedenken hinfällig machen sollen. Der Raucher berichtet von seinem Großvater, der noch mit 80 Jahren seine Zigarre ansteckte; der Trinker weiß von einem, der bis ins 90. Jahr jeden Tag seine Flasche Wein oder seine Cognacs trank. Und so kennt auch beinahe jeder, der zum ersten Mal auf die Schattenseiten des Schweinefleischs hingewiesen wird, hinreichend Fälle, die den Vorwurf gegen Schweinebraten, Eisbein und Kotelett entkräften sollen. Weil nicht sein kann, was nicht sein darf.

Wie war es bei den Alten?

Auch hier müssen zuerst die Alten herhalten, die ihr Leben lang Freude an „Borstenvieh und Schweinespeck" hatten und doch – angeblich – immer kerngesund waren. Wenn das tatsächlich so sein sollte, dann darf man nicht übersehen, daß frühere Generationen – auf dem Dorf wie in der Stadt – erheblich stärker körperlich beansprucht waren. Man vergoß im Vergleich zu heute laufend und arbeitend ein Vielfaches an Schweiß. Mit dem Schweiß aber entledigte sich der Körper sozusagen von selbst mancher Giftstoffe, mit denen wir Heutigen unsere liebe Not haben.

Sensibel durch heutige Lebensbedingungen

Oder anders gesagt: Erst durch die jetzigen Arbeits- und Lebensbedingungen sind viele Menschen sensibel (und anfällig) für die Einwirkungen bestimmter Nahrungsmittel geworden. Das gilt beispielsweise auch für das Verhältnis von Weiß- und Vollkornbrot. Wer intensiv arbeitet, braucht auch mit Weißbrot nicht über schlechte Verdauung zu klagen, die andere nur mit den Ballaststoffen des Vollkornbrots überwinden können.

Neuorientierung in der Nahrung ist unumgänglich

Neuorientierung in unserer Nahrung ist in vielen Bereichen als Folge anderer Lebensweise unumgänglich geworden. Es wird Zeit, daß auch gegenüber dem Schweinefleisch eine neue Einstellung gefunden wird. Wie sich in vielen Backwaren Vollkornmehl immer mehr durchsetzt, so muß auch für Fleisch die Erkenntnis wachsen, daß der Genuß von Schweinefleisch eher schadet als nützt, daß der vollständige Verzicht auf Schweinefleisch einen Gewinn an Gesundheit und Wohlbefinden mit sich bringt.

Der Körper als „Fließsystem"

Fließsystem

Gesundheit und Krankheit

Die lange Zeit kaum erkannte oder berücksichtigte Tatsache, daß wir mit unserer Nahrung – Essen und Trinken – ebenso günstige wie ungünstige Einwirkungen auf unseren Körper ausüben, hängt mit dessen Charakter als „Fließsystem" zusammen. Diesen Begriff hat der aus Österreich stammende und später in Kanada und den USA tätige Biologe Ludwig von Bertalanffy (1901 - 1972) für unseren Organismus eingeführt. Fließsystem heißt, daß wir Stoffe (Nahrung) aufnehmen, die unseren Körper durchwandern, ihm Vitalstoffe und auch Toxine (Giftstoffe) zuführen und ihn in verschiedenen physiologischen Formen wieder verlassen: als Schweiß, Kot, Urin. Was immer wir zu uns nehmen, durchfließt das offene System des menschlichen Organismus und führt in ihm zu bestimmten Vorgängen, die sich – abstrakt – als Gesundheit oder Krankheit bezeichnen lassen. „Gehen diese Umsetzungen ohne Schwierigkeiten vor sich, sind die zugeführten Stoffe gewebsfreundlich, so arbeitet das System in 'Gesundheit', ohne Störungen. Werden die Stoffe dagegen aufgrund ihrer chemischen Struktur oder infolge Schädigung des Systems nicht umgesetzt, so wirken sie als Homotoxine, das heißt, sie rufen Störungen der Gesundheit hervor..." (Reckeweg).

Durchfall

Wie dieses Fließsystem wirkt, wenn ihm unbekömmliche Nahrungsmittel zugeführt werden, zeigt sich bei jedem Durchfall. Er ist also keine Krankheit, sondern der Prozeß, mit dessen Hilfe sich der Organismus von krankmachenden Einflüssen zu befreien sucht. Ähnliches gilt übrigens vom Fieber, das Laien gern als Erkrankung deuten, das aber nichts anderes ist als die Reaktion des Körpers, um sich von schädlichen Einwirkungen zu entlasten.

Schlachtfest bedingt Durchfall

Wie geradezu selbstheilerisch ein Durchfall von einem Übermaß toxischer Stoffe befreit, das kann jeder erleben, der an einem der typisch ländlichen Schlachtfeste teilnimmt, bei dem Schwein in allen Formen auch normale Schweinefleischesser überfordert. Oft noch am Ort des Schlachtfests, spätestens jedoch zu Hause, sorgt ein intensiver Durchfall für den alsbaldigen Ausstoß der Schweinefleischgifte. Die wenigsten erkennen diesen engen Zusammenhang, zumal, da solche körperlichen Vorgänge nicht überall ein Gesprächsthema bilden. Ständige Schlachtfestbesucher in bäuerlicher Umgebung wissen, wie rasch bei diesem Anlaß die einzige Toilette blockiert ist.

Wer seine Eßpraxis auf den völligen Verzicht von Schweinefleisch eingestellt hat, kann auf ähnliche Weise registrieren, wenn ihm ohne sein Wissen Speisen mit Schweinefleisch oder Schweinefett (auch Soßen, Suppen, Pasteten und ähnliches) vorgesetzt werden. Der an diese Giftstoffe nicht mehr gewöhnte Körper reagiert gleichfalls mit einer Diarrhö, so daß sich erst daran die Überlegung anschließt, wie der Schweinegiftstoß erfolgte.

Eiterpickeln oder Pusteln

Eine andere Reaktion, die vor allem Damen bemerken, die ganz oder fast ausschließlich auf Schwein verzichten, ist die unmittelbar folgende Bildung von Eiterpickeln oder Pusteln. Das Fließsystem Körper scheidet das, was ihm nicht zuträglich ist, über die Haut aus. Es liegt nahe, daß die von vielen jungen Mädchen und Jungen beklagte Akne mit ihren lästigen Pikkeln einen ähnlichen Ursprung hat. Jedenfalls genügt beinahe immer ein Verzicht auf Schweinefleisch, um diese Erscheinungen verschwinden zu lassen. Völlig falsch wäre es deshalb, dem Organismus diesen Ausweg über die Haut zu versperren, indem die Ausscheidung durch Salben blockiert wird. Eine Umstellung der Ernährung sorgt von selbst für reine Haut.

Fluor albus

Auch der in der gynäkologischen Praxis immer wieder mit Problemfällen verbundene Fluor albus (weißlicher Scheidenausfluß) stellt nichts anderes dar, als eine Aktivität des Fließsystems Körper, um sich auf diesem Wege schädlicher Stoffe zu entledigen. Es ist klar, daß bei einer Blockierung dieses Auswegs infolge orthodoxer Behandlungsmethoden die Gifte einer anderen Wirkungsmöglichkeit zuströmen, bei der freilich ihre Ausscheidung weit mühsamer wird. Die wenigsten unglücklichen Patientinnen machen sich deutlich, daß die nach einer Blockade des Fluor albus auftretenden neuen Beschwerden in anderen Körperbereichen ihren Ursprung in der „erfolgreichen" Therapie haben. Fast immer – sofern er nicht durch zusätzliche organische Leiden ausgelöst wurde – kann man den Fluor albus durch konsequente Enthaltsamkeit jeglichen Schweinefleischs ausheilen. Wenn freilich die eine oder andere Dame nicht auf ihr Schinkenbrot verzichten kann, braucht sie sich über einen Mißerfolg oder Rückfälle nicht zu wundern.

Der Weg zum Locus minoris resistentiae

Oft wird die Frage gestellt, warum sich in der Verbindung mit Schweinefleischgenuß gerade diese oder jene Reaktion des Körpers, wie Durchfall, Akne, Fluor albus und manches andere, einstellt. Dies sind Möglichkeiten, bei denen sich der Körper mit seinen natürlichen Abwehrmechanismen gegen eine toxische Einwirkung durchzusetzen und von ihr zu befreien sucht. Diese Reaktionen über die Haut oder Ausscheidungsorgane sind daher im Prinzip erwünscht. Auch ein Schnupfen gehört dazu, bei dem mittels einer Ausscheidung verhütet wird, daß sich Krankheitserreger festsetzen oder aber, wenn sie blockiert werden und keinen Ausweg finden, zu einem Locus minoris resistentiae („Ort des geringeren Widerstands") wandern. Einen solchen Punkt verminderter Abwehrkraft hat beinahe jeder Mensch, ob er sich dessen nun bewußt ist oder ihn latent mit sich herumträgt, ohne daß er durch Erkrankung in Erscheinung tritt.

Natürliche Abwehrmechanismen

Ort des geringeren Widerstands

Schon die Kinderkrankheiten können solche Schwachpunkte hinterlassen, die im Laufe eines Lebens immer wieder zum Hervortreten von Krankheiten führen. Ursachen eines Locus minoris resistentiae können aber auch ein Knochenbruch, eine durch Alkohol geschädigte Leber, ein durch Nikotin geschwächtes Herz oder eine durch fette Ernährung gereizte Galle sein. Der relativ harmlose Schwachpunkt ist eine überdurchschnittliche Anfälligkeit für Erkältungen, die als Bronchitis, Mandelentzündung oder Husten auftreten.

Ursachen

Es gehört zu den Tücken des Schweinefleischs, daß die mit ihm verbundenen Giftstoffe (als Sutoxine bezeichnet und als Cholesterin, Histamin, Schwefel und andere chemisch faßbare Substanzen auftretend) gern zum Locus minoris resistentiae wandern, wenn sie nicht rechtzeitig durch normale

Giftstoffe des Schweinefleischs wandern zum Locus minoris resistentiae

Schweinefleisch lagert sich vorzugsweise im Bindegewebe ab

Körperfunktionen wieder ausgeschieden werden. Tatsächlich hat sich gezeigt, daß Schweinefleisch vorzugsweise im Bindegewebe abgelagert wird (was zum Dickwerden führt) oder im Verlauf einer beständigen Einwirkung, also regelmäßigem Schweinefleischgenuß, einen entzündlichen Prozeß einleitet, der sich am Ort des geringeren Widerstands bemerkbar macht und den Versuch des Körpers darstellt, sich von der Gifteinwirkung zu befreien. Wird dieser Prozeß der Entgiftung durch falsche Behandlung behindert, so daß das Gift nicht biologisch sinnvoll ausgeschieden werden kann, so entwickeln sich Krankheitsprozesse langwieriger und bösartiger Natur.

Wenn Entgiftung behindert wird, entwickeln sich Krankheiten

Wer beispielsweise seinen lästigen Fließschnupfen (der der Entgiftung dient) durch harte Medikamente abblockt und damit das natürliche Fließsystem unterbricht, kann ziemlich sicher sein, daß statt dessen andere Krankheitserscheinungen auftreten: Bronchitis, Neuralgien, asthmatische Erscheinungen, Schwindelgefühle oder auch Verschlimmerung bereits bestehender Leiden, wie Angina pectoris oder Zwölffingerdarmgeschwür.

Ohne Einblick in diese Zusammenhänge lassen sich – sowohl von einem Teil der Ärzte als auch von beinahe allen Laien – Ursache und Wirkung nicht erkennen. Ein verhängnisvoller Kreislauf, denn die Unkenntnis führt nicht dazu, durch einen sofortigen Verzicht auf weitere Schweinefleischzufuhr die Voraussetzungen für eine Heilung zu begünstigen.

Wenn sich Schweinefleisch ablagert

Adipositas

Laufen solche als entzündliche Prozesse beginnenden Entgiftungsbemühungen des Organismus gleichsam unsichtbar ab, so wird die Fettablegerung des Schweinefleischs als Adipositas (Fettsucht) bald offensichtlich. Solchermaßen „Dicke" versuchen sogar, ihrer unübersehbaren körperlichen Entstellung Sympathiemomente zu verleihen. Es läßt sich schwer entscheiden, ob das liebevolle Tätscheln des eigenen Fettwanstes echte Freude an der Fülle oder eher eine verlegene Ablenkung von der Mißbildung ist.

Zu allem Überfluß gehört nicht viel Phantasie dazu, um abzusehen, daß der Organismus diese Anreicherung mit Schweinefleischsubstanzen nicht allzu lange verkraften wird und sich dann ein Ventil sucht, durch das er sich davon befreien kann. So kommt es zu den bereits erwähnten Entzündungen, die

Folgen der Fettsucht

sich beispielsweise bei Frauen mit Vorliebe als „offene Beine" (Ulcus cruris) zeigen. Aber auch Furunkulosen, Gallenwegserkrankungen verschiedener Art oder die breite Skala der arthritischen Krankheiten stellen sich als beinahe zwangsläufige Folgen der Fettsucht dar. Der erkrankte (oder leidende) Dicke aber sorgt – falls der Arzt ihn nicht aufklärt und ihm die Hölle heiß macht – unbeirrt weiterhin für den Nachschub an Schweinernem und begreift nicht, warum es ihm nicht besser geht oder warum die radikal angewendete Chemotherapie ihm nur eine kurze Frist läßt, bis er – zwangsläufig – noch schlechter dran ist.

Dicke haben geringere Lebenserwartung

Daß dicke Menschen nicht nur krankheitsanfälliger sind, sondern auch eine geringere Lebenserwartung haben, ist statistisch längst nachgewiesen, ohne daß die davon Betroffenen für sich selbst die Konsequenzen ziehen oder – vielleicht nach kurzer Einschränkung des Schweinefleischverzehrs – zu einer völligen Umgestaltung ihrer Ernährung bereit sind.

Das ist selbstverständlich nur ***ein*** Aspekt, der für jeden, der vernünftig und gesund leben will, den Verzicht auf Schweinefleisch nahelegt. Noch immer meinen viele, denen der Arzt

Einschränkung der Cholesterinzufuhr

zur Einschränkung der Cholesterinzufuhr rät, dabei gehe es in erster Linie um Eier, Butter oder Sahne, denn Fleisch – demgemäß meist vom Schwein – müsse ja sein. So werden Schweinefleisch und Wurst, Schinken und Würstchen unvermindert verzehrt, und Arzt und Patient können darüber rätseln, warum der Cholesterinspiegel sich nicht senken will. Zweifellos ist der konsequente Verzicht auf Schweinefleisch und daraus hergestellte Wurst der wichtigste Schritt für alle, die um ihren Cholesterinhaushalt besorgt sind.

Gewiß bedeutet der Verzicht auf Schweinefleisch keine Gewähr für ewige Gesundheit. Denn dazu gibt es zu viele Krankheitsursachen. Aber wie der Nichtraucher weiß, daß ihm die gesundheitlichen Folgen der Nikotineinwirkung auf

Bei Verzicht auf Schweinefleisch gesteigerte Resistenz gegen bestimmte Krankheiten

Herz und Kreislauf erspart bleiben werden, so zeichnet sich bei Verzicht auf Schweinefleisch eine gesteigerte Resistenz, teilweise sogar eine Immunität gegen bestimmte Krankheitsformen ab, die überwiegend oder ausschließlich aus Schweinefleischgiften resultieren.

> **Merke:**
> Verzicht auf Schweinefleisch entlastet Herz und Kreislauf, weil das mit dem Schweinefett zugeführte Cholesterin gebremst wird.

Appetit auf Schweinefleisch beginnt bereits in der Jugend

Wie rasch sich der Appetit auf Schweinernes entwickelt, läßt sich in jeder Metzgerei beobachten, wenn Mütter mit ihren Kindern einkaufen. Diese geben gewöhnlich nicht eher Ruhe, bis sie nicht 1 Scheibe Wurst zum Essen in die Hand bekommen haben. Die jungen Mütter ahnen nicht, wie sie bereits ihre kleinen Kinder auf den Weg des Dickwerdens führen. Die „vererbliche" Neigung zur Adipositas ist in Wahrheit eine von Generation zu Generation fortgesetzte Verführung zum (übermäßigen) Schweinefleischverzehr. Was damit zugleich an Krankheitsdisposition bereits in der Jugend vorbereitet wird, ist erschreckend.

> **Merke:**
> Nichts schützt so leicht und zuverlässig vor unkontrolliertem und schwer zu stoppendem Dickwerden wie der Verzicht auf Schweinefleisch. Abnehmen ist nämlich weit mühsamer und quälender, als Schwein ein für allemal aus dem Küchenzettel zu streichen.

Steigerung des Juckreizes

Der Gehalt des Schweinefleischs an Histamin (ein Gewebshormon) und Imidazol (heterozyklische Verbindung) führt bei den Verbrauchern zu einer Steigerung des Juckreizes und begünstigt damit Entzündungen verschiedenster Art. Daß die Schweine selbst aufgrund ihrer Belastung stark von einer Neigung zum Jucken und Kratzen befallen sind, sieht man beim Blick auf eine Koppel mit Schweinen, wo diese immer wieder die Gelegenheit benutzen, sich an Bäumen und Pfosten zu reiben.

Folgen des Histamins

Mit dem Schweinefleisch und seinem Histamin übernimmt der Esser auch diese Juckveranlagung, was sich dann zum Beispiel in Nesselfieber, Ekzemen und anderen Hautkrankheiten zeigt, aber auch Furunkel, Karbunkel, Abszesse und Phlegmonen resultieren daraus, und Herpesbläschen sowie die Gürtelrose gehen auf die gleichen organischen Einflüsse zurück.

Entzündliche Vorgänge mancher Art haben ihre Ursache im Histamin des Schweinefleischs, so etwa der bereits erwähnte Fluor albus, Blinddarmentzündung, die lästigen und gefährlichen Venenentzündungen oder auch Erkrankungen der Gallenwege.

Merke:
Wer kein Schwein ißt, entgeht gleichsam automatisch vielen entzündlichen Krankheiten, insbesondere mit großer Sicherheit der Blinddarmentzündung.

Schwefel

Das Bindegewebe der Schweine ist reich an Schwefel, der sich in schleimiger Form mit dem Depositionsfett verbindet. Was bedeutet das?
Der deutsche Chirurg Professor Dr. August Bier (1861 – 1949) hat experimentell bewiesen, daß Festigkeit und Widerstandskraft von Knorpeln um so höher sind, je weniger Schwefel sie enthalten. Umgekehrt bewirkt eine Zunahme des Schwefelgehalts eine Schwächung der Knorpel.
Wenn die stark schwefelhaltigen Schleimsubstanzen des Schweins allmählich vom menschlichen Organismus übernommen und in Sehnen, Knorpel und Bänder eingelagert werden, ist eine langsame Erweichung der Knorpel die Folge. Ebenso werden die derberen Bindegewebsgrundlagen verschleimt, erweicht und in ihrer Widerstandsfähigkeit geschwächt. Daher resultieren die häufigen Schäden der Bandscheiben aus einer verminderten Festigkeit der Wirbelknorpel.

Erweichung der Knorpel

Schädigungen des Hüftgelenks

In gleicher Weise entstehen auch Koxitis und Koxarthrose, also Schädigungen des Hüftgelenks, durch Erweichung der Knochen- und Knorpelsubstanzen, wie sie sich aus der Verschwefelung aufgrund des Schweinefleischverzehrs ergeben.
Die Implantation einer künstlichen Hüfte gehört zu den häufigsten prothetischen Operationen überhaupt und belastet Kassen und Krankenhäuser mit hohen Kosten. Daß der größte Teil dieser Operationen bei rechtzeitiger schweinefleischfreier Kost hätte vermieden werden können, läßt sich nicht bestreiten und ist auch manchen Orthopäden bekannt.

Rheumatische Beschwerden

Aus der Anreicherung des menschlichen Organismus mit den Schleimsubstanzen des Schweins entwickeln sich auch rheumatische und arthritische Beschwerden, wie sie heute mit zunehmendem Alter immer häufiger auftreten. Konsequenter Verzicht auf den Genuß von Schweinernem bewirkt binnen weniger Monate ein Abklingen der Beschwerden.

> **Merke:**
> Wer kein Schwein ißt, braucht sich über seine Bandscheiben keine Gedanken zu machen. Beim rheumatischen Komplex mit seiner Vielzahl von Erkrankungen unterschiedlichster Erscheinungsformen trägt schweinefleischfreie Ernährung sowohl zur Verhütung der Krankheiten bei als auch zur späteren Beschwerdefreiheit.

Grippevirus bleibt im Schwein

Professor Shope vom Londoner Virusforschungsinstitut hat nachgewiesen, daß sich das Grippevirus während des Sommers aktiv im Schwein (besonders in den Schweinelungen) erhält. Über die Wurst kommt es dann in den Menschen und führt bei geeigneter Disposition mit oder ohne Tröpfcheninfektion zur individuellen oder auch epidemischen Grippeerkrankung. Der Wurstesser nimmt also das Grippevirus mit seiner täglichen Nahrung zu sich und wird, wenn die sonstigen Krankheitsvoraussetzungen stimmen, an Grippe erkranken. So kann man in ländlichen Gebieten beobachten, wie dem in den Monaten Oktober/November frisch geschlachteten und reichlich gegessenen Schwein im Laufe des Januar und Februar in den entsprechenden Familien die „Grippe vom Dienst" fast unausweichlich folgt. Nur: Die Betroffenen wissen über den Zusammenhang natürlich nichts.

„Grippe vom Dienst"

> **Merke:**
> Der Verzicht auf Schweinefleisch, insbesondere auf daraus hergestellte Wurst, schützt zu einem hohen Prozentsatz vor einer Grippeerkrankung. Insbesondere jahreszeitlich bedingte Erkältungen verlaufen für den nicht Schweinefleisch Essenden ohne die markanten Grippesymptome Fieber, Gliederschmerzen, Erschöpfung und Abgeschlagenheit.

Jeder ist frei in seiner Entscheidung

Wer auch nach dieser Aufzählung sutoxischer Einwirkungen auf den menschlichen Organismus skeptisch bleibt und die gesundheitlichen Nachteile des Schweinefleischverzehrs nicht sehen will, mag so lange weiteressen wie bisher – mit Schweinefleisch und Wurst –, solange er sich gesund fühlt. Dennoch muß echte oder vermeintliche Gesundheit kein Dauerzustand sein. Auch wer sich gegen negative Schweinefleischeinflüsse immun glaubt, kann bald durch eine Entzündung, rheumatische Beschwerden oder cholesterinbedingte Herzerkrankung überrascht werden – was gewiß niemandem zu wünschen ist. Zu hoffen wäre dann aber, daß er – seiner ursprünglichen Skepsis zum Trotz – wenigstens den Versuch macht, seine Gesundheit nicht allein durch die notwendig werdende Medikamentation, sondern auch durch den Verzicht auf Schweinefleisch wiederherzustellen. Die in solchen Fällen häufig eintretende Besserung hat schon oft aus einem Saulus einen Paulus werden lassen. Je eher sich der Erkrankte auf diese Ultima ratio der schweinefleischfreien Ernährung besinnt, um so rascher wird er sich einer stabileren Gesundheit erfreuen können.

Gesundheit durch Verzicht auf Schweinefleisch wiederherstellen

Es ist nie zu früh, aber manchmal schon zu spät, um den Auswirkungen eines regelmäßigen und oft leider auch überhöhten Schweinefleischgenusses zu entgehen. Daher liegt in der rechtzeitigen Prophylaxe, die bereits bei durchaus stabiler Gesundheit vorbeugend beginnt, mit dem Vermeiden jeder Mahlzeit vom Schwein der sicherste Weg, gesünder zu leben und zu bleiben.

Nachfolgend in alphabetischer Übersicht diejenigen Krankheiten, die durch den Genuß von Schweinefleisch und -fett hervorgerufen, begünstigt oder verschlimmert werden:

Krankheiten, die durch Schweinefleischgenuß hervorgerufen oder verschlimmert werden

Abszesse
Akne vulgaris
Arteriosklerose
Arthritis, Arthrosen
Ausfluß (Fluor albus)
Bandscheibenleiden
Blinddarmentzündung (Appendizitis)
Bluthochdruck (Hypertonie)
Cholesterinämie
Ekzeme
Fettsucht (Adipositas)
Furunkel
Gallenblasenerkrankungen (Cholangitis)
Grippe
Herpes
Hüftgelenkentzündungen (Koxitis, Koxarthrose)
Kreislaufstörungen

Nesselfieber (Urtikaria)
Osteochondrose
Phlegmone
rheumatische Erkrankungen
Ulcus cruris (Geschwüre am Unterschenkel)
Venenentzündung (Thromophlebitis)

Sicher ist die Liste noch unvollständig und ließe sich um manche spezifische Krankheit erweitern. Allein der rheumatische Formenkreis weist eine Vielzahl von Erkrankungen auf, so daß es verständlich ist, wenn jeder 10. erwachsene Deutsche an irgendeiner Form rheumatischer Beschwerden leidet. Scheinefleisch und Wurst machen es möglich!

Jeder 10. Erwachsene leidet an rheumatischen Beschwerden

Wenn diese genannten Krankheiten entweder verhütet oder in ihren Auswirkungen begrenzt oder leichter geheilt werden können, ist es kurzsichtig oder leichtfertig, diesen Weg nicht zu beschreiten. Durch eine relativ einfache Umstellung der Ernährung können die gesundheitlichen Voraussetzungen und das allgemeine Wohlbefinden spürbar gebessert werden, daher sollte jeder die Chance nutzen, die sich ihm bietet:

Die Entscheidung gegen Schweinefleisch ist eine Entscheidung für die Gesundheit.

Das Geheimnis, das viele Ärzte kennen

Ärzte wissen mehr als andere

Wer vor 30 Jahren seinem Hausarzt mitteilte, daß er aus gesundheitlichen Gründen auf Schweinefleisch verzichten wolle, stieß fast überall auf Verständnislosigkeit. „Versprechen Sie sich davon etwas?" – Mitleidiges Lächeln...

Wer heute während einer ärztlichen Visite, sei es in der Sprechstunde oder im Krankenhaus, das gleiche äußert, kann auf Zustimmung, zumindest jedoch auf Verständnis hoffen.

Zahlreiche Ärzte sind sich des Problems Schweinefleisch bewußt

Zahlreiche Ärzte sind sich des Problems Schweinefleisch bewußt. Nicht wenige haben für sich und ihre Familie gleichfalls auf Schweinernes verzichtet. Andere gehen zwar nicht so weit, horchen aber bewußt oder unbewußt in sich hinein, forschen bei ihren Patienten nach deren Erfahrungen.

Die Zahl der Ärzte, die ihren Patienten in bestimmten Fällen zum Verzicht auf Schweinefleisch raten, wächst ständig an. Es gibt sogar Krankenhäuser, in deren Küchen auf Schweinefleisch verzichtet wird, auch wenn sie – aus verschiedenen Gründen – eine winzige Minderheit bilden.

Öffentlichkeit ist noch unaufgeklärt

Die breite Öffentlichkeit hat von dieser Entwicklung im medizinischen Bereich bisher wenig mitbekommen. Noch immer wehren sich viele Patienten, denen ihr Therapeut zum Verzicht auf Schwein rät, gegen eine Kostumstellung. „Wir essen ohnehin wenig Schwein – vielleicht mal ein Kotelett, eine Scheibe Schinken." Und wenn der Arzt weiter nach Wurst fragt, dann haben sie sich immer nur an Kalbsleberwurst, an Geflügelwurst, an Salami (die ja angeblich großenteils aus Eselfleisch besteht) gehalten und starren den Medizinmann ungläubig an, wenn dieser ihnen deutlich macht, daß die handelsübliche Wurst, wie immer sie heißen mag, ganz oder überwiegend aus Schweinefleisch und Schweinefett besteht.

Deutsche Fleischverordnung

Die deutsche Fleischverordnung hat genau festgelegt, was die einzelnen Wurstsorten an Fleisch, Innereien, evtl. auch an Sehnen und Schwarten, insbesondere jedoch an Speck bzw. Fett enthalten dürfen. Schwein ist immer dabei! Erinnern Sie sich an die Hinweise über Wurstzusammensetzung auf Seite 23? Daß beispielsweise Schweineleber, die als Ausscheidungsorgan vielfach heute kaum noch gekauft wird und daher spottbillig ist, dem Wurstgenießer arglistig eingeflößt wird, was übrigens auch für Schweinenieren gilt, dürfte selbst zünftigen Wurstessern (mit Schwein) den Appetit verderben. Und den Arzt, der über die Funktion von Leber und Niere Bescheid weiß, könnte es grausen.

Nirgends steht geschrieben, daß Kalbsleberwurst ausschließlich oder überwiegend Kalbsleber enthalten müsse. Mit Gänseleberpastete oder anderer Geflügelwurst ist es nicht anders. Ebenso gehört es ins Reich der Fabel, daß Frankfurter Würstchen von Rind, andere Würstchen dagegen von Schwein hergestellt würden. Selbst viele französische Gänse- und Entenleberpasteten enthalten einen Schweineanteil.

Der Arzt ist überfordert

Dies alles (und manches mehr) den Patienten eindringlich deutlich zu machen, überfordert den von der Kasse reglementierten Arzt. Und wenn er es tatsächlich macht, dann hat der Patient zu Hause die Hälfte vergessen, so daß sich wenig am Küchenzettel ändert. Kein Wunder, daß manche (insbesondere homöopathische) Ärzte oder Heilpraktiker dazu übergegangen sind, ihren Patienten Eßpläne mitzugeben, in denen die Nachteile des Schweinefleischverzehrs aufgezeichnet sind und auf die verschiedenen Tarnformen hingewiesen wird (siehe Muster Seite 47).

Die biologisch zweckmäßige Ernährung

(nach Dr. med. Hans-Heinrich Reckeweg, Baden-Baden)

Für den Menschen ist eine Mischkost zweckmäßig. Dabei müssen alle schädigenden Substanzen gemieden werden. Weiterhin ist der Art der Nahrungsaufnahme besondere Aufmerksamkeit zu schenken. Diese 3 Forderungen werden durch folgende Ernährungsregeln verdeutlicht.

Gleich nach dem Erwachen

kann morgens eine kleine Obstmahlzeit genommen werden (je nach der Jahreszeit Äpfel, Apfelsine, Birnen, Erdbeeren, Kirschen, Pflaumen, Beerenfrüchte, Ananas, Grapefruit, Nüsse verschiedener Art, Rosinen, Obstsaft usw.).

1. Frühstück

Pfefferminz- oder Schwarztee, bei Verträglichkeit auch Bohnenkaffee (nicht zu häufig); evtl. Haferflockensuppe oder Müsli; Reisbrei mit Kompott; dazu Brötchen, Vollkornbrot mit Butter, Honig, Marmelade, Weißkäse oder andere Käsearten, Rindfleisch geräuchert; evtl. 1- bis 2mal wöchentlich 1 Ei.

2. Frühstück

1–2 Scheiben Vollkornbrot mit Käse, Kalbsbraten, Zunge, Rinderrauchfleisch, Fisch (geräuchert oder Konserve), dazu Tomate, Rettich, Obst; evtl. ausfallen lassen oder nur Obst oder Rohgemüse.

Mittagessen

Suppen sollen nur mit natürlichen Zutaten verarbeitet werden. ***Wurstbrühen, Schweinefleisch-, Speck- und Schinkenabkochungen sind zu vermeiden;***
reichlich Salat essen (Blattsalat, Gurken-, Weißkraut-, Kresse-, Rapunzel-, Feldsalat, Chicoree-, Endivien-, Bohnen-, Löwenzahn-, Tomatensalat usw. mit Zitrone, Essig, Öl oder Sahne zubereitet);
Kartoffel- und Mehlspeisen, Gemüse verschiedener Art je nach Jahreszeit, dazu übliche Mengen Kalb-, Rind-, Hammel-, Hühnerfleisch, sonstiges Geflügel (zu fette Sorten wie Gans, Ente nicht zu häufig), Fisch, Wild ***(kein Wildschwein)***, evtl. Eintopf, z. B. Kohl, Kartoffeln und Hammelfleisch als Irish Stew;
die zum Kochen verwandten Fette: Butter und Öl; ***unter keinen Umständen Schweineschmalz, ebenso keine vom Schwein stammenden Zutaten, wie Speck, Schinken, Grieben usw.;*** natürliche Kräuter und Gewürze (Muskatnuß, Pfeffer, Paprika, Curry, Mango, Ingwer, Anis, Fenchel, Thymian, Basilikum, Majoran,

Knoblauch) sind erlaubt; Salz darf nur in mäßiger Weise verwandt werden; als Nachspeise: selbstzubereitete Reis-, Grießspeisen mit natürlichen Zutaten.

Nachmittagstee

1 - 2 Tassen Pfefferminz- oder Schwarztee, evtl. auch Kaffee, 1 - 2 Kekse, Torten (Obst), Gebäck, auch Schlagsahne usw.; evtl. ausfallen lassen.

Abendbrot

Butterbrot mit (geräuchertem) Fisch, geräuchertem Rindfleisch, Kalbszunge, Kalbsbraten, Roastbeef usw.; nebenher Bratkartoffeln ***(ohne Schmalz)*** mit Spiegelei oder Rührei, Milchsuppen, dazu Käse verschiedener Art, Weißkäse, Joghurt, Radieschen, Rettich, Tomaten, Salat, auch Delikatessen; Obstsäfte, Bier, Wein, Sekt; ***unter keinen Umständen jedoch Wurst, Speck, Schinken und andere vom Schwein stammende Substanzen.***

Giftig wirkende Substanzen völlig meiden

vor allem Schweinefleisch und Schweinefleischbestandteile jeder Art, auch Schmalz, Schinken, Speck und jede Art von Wurst (auch keine Kalbsleberwurst, Bratwurst, Weißwurst, Wiener Würstchen usw., da alle Wurstsorten mehr oder weniger Schweinefleisch enthalten).

Viele Hausfrauen hören auf die Erfahrungen der Mütter

Leider neigen viele Hausfrauen dazu, mehr auf die Erfahrungen ihrer Mütter (oder Großmütter) zu hören als auf den Rat des Arztes, wobei ein nüchterner Eßplan meist wenig überzeugend wirkt. So läßt es sich nicht leugnen, daß selbst dort, wo Ärzte die Bedenklichkeit des Schweinefleischs erkannt haben, dieses Wissen nur selten vom Patienten akzeptiert oder gar in die Praxis umgesetzt wird.

Etwa 15 000 Ärzte in Deutschland kennen die Gefahren des Schweinefleischs

Wenn in der Bundesrepublik Deutschland heute weit über 150 000 Ärzte praktizieren, so kann man aufgrund von Stichproben und vieler Gespräche vermuten, daß etwa jeder 10. von ihnen – also 15 000 – sich der gesundheitlichen Schädigungen durch Schweinefleisch bewußt ist. Das gilt auch für viele Heilpraktiker, die ja den Einflüssen der Ernährung auf die Gesundheit besondere Aufmerksamkeit schenken. Wissen allein genügt aber nicht.

Man sollte meinen, daß auf Medizinerkongressen, in der Fachpresse, beim Bundesgesundheitsamt und nicht zuletzt in den zuständigen Ministerien das Thema zumindest besprochen würde. Letzten Endes wären ja die Ärzte berufen, ihre mahnende Stimme zu erheben, wenn die überwältigende Mehrheit der Bevölkerung ernährungsmäßig fehlgeleitet ist und sich durch ein Hauptnahrungsmittel mehr schadet als nützt.

Aber selbst die ständig zunehmende Zahl der Ärzte, die für sich selbst und ihre Familie die Konsequenz ziehen, auf Schwein zu verzichten, denkt nicht daran, sich mit ihrem Wissen, ihren Erkenntnissen und Erfahrungen an eine breitere Öffentlichkeit zu wenden. Die Kenntnis vom Nachteil des Schweinefleischgenusses ist und bleibt ein Geheimwissen einer Elite von Kundigen. Wie in einer Verschwörung weihen sie lediglich ausgewählte Patienten, geschätzte Angehörige und Bekannte in ihre Erkenntnis ein.

Kenntnis bleibt Geheimwissen

Es lohnt sich, über die Gründe nachzudenken, durch die eine Millionenzahl von Kranken, aber auch Gesunden im Irrtum, im Nichtwissen gefangen bleibt. Sicher besteht der eine darin, daß der Angelpunkt Schweinefleisch so simpel erscheint, daß viele ihn überhaupt nicht ernst nehmen. Wenn seit den alten Germanen das Schwein über Jahrhunderte geschätzte und begehrte Nahrung war, wieso soll es dann plötzlich, nachdem die Menschheit weder todkrank noch ausgestorben ist, gefährlich sein?

Gründe für das Nichtwissen

Vielen reichen die völlig veränderten Lebensumstände als Anstoß für eine radikale Lösung des Schweinefleischproblems nicht aus. Radikal hieße letztlich ein generelles Verbot von Schweinefleisch. Aber es gäbe auch andere sinnvolle Maßnahmen. Da werden gewaltige Summen für die Forschung nach den Ursachen von Krebs und Kreislauferkrankungen oder von rheumatischen Leiden aller Art ausgegeben, ohne daß auf breiter Ebene der direkte oder indirekte Anteil des Schweinefleischs an bestimmten Aspekten dieser Krankheiten erörtert und untersucht wird. Hier herrscht eine Gleichgültigkeit, die jeden Kenner der Zusammenhänge erschrekken muß.

Generelles Verbot von Schweinefleisch

Problemfall Krankenhaus

Das zeigt sich, wie bereits erwähnt, gerade auch in den Krankenhäusern. Die bei ihnen zwangsläufig anfallenden erheblichen Speisereste nehmen ihren Weg in irgendeine Form der Schweinemast, deren Erzeugnisse dann wiederum in die Krankenhausküchen zurückkehren. So ergibt sich ein Kreislauf, der genügend Schweinefleischgerichte und Wurst auf die Teller der Kranken wandern läßt. Wer im Krankenhaus auf schweinefleischfreier Diät besteht, was ja durchaus möglich ist, merkt bald, wie wenig die Küche auf solche Sonderwünsche eingerichtet ist. Vor allem: Mit Suppen und Soßen, die ja aus dem großen Topf kommen, wird dem Patienten häufig dennoch Schmalz oder anderes Schweinefett aufgetischt.

Schweinefleischfreie Diät ist möglich

Mag der Krankenhauschef auch eine schweinefleischlose Kost für richtig halten, so stehen ihm Hindernisse genug entgegen: Zunächst die Eßgewohnheiten der Patienten, die auf abendliche Wurstbrote programmiert sind; sodann der Rechenstift der Verwaltung, der ihm beweist, wie stark die Kosten steigen würden, wenn das (heute beinahe) spottbillige Schweinefleisch durch andere Fleischarten ersetzt werden müßte. So macht schließlich auch der mit der Problematik vertraute Krankenhausdirektor gute Miene zum bösen Spiel. Soll er seine Kräfte verzetteln, indem er Verwaltungs- und Aufsichtsinstanzen in mühsamen Diskussionen zum Verzicht auf Schweinefleisch zu überreden versucht? Also wird auch künftig das Krankenhaus ohne die der Gesundheit seiner Patienten zuträglichste Diät auskommen müssen!

Hindernisse bei schweinefleischfreier Kost

Auch der Staat kann nichts tun

Hier liegt der Gedanke an den Staat nahe. Aber in einer Zeit, in der eine Reform des Gesundheitswesens mühsam Gestalt gewinnt und überdies heftig umstritten ist, wird sich kein Minister oder Beamter die Finger an diesem Problem verbrennen wollen. In der Tat: Eine wahre Sisyphusarbeit wäre notwendig, um auf dem Weg über die skeptischen Fachleute die breite Öffentlichkeit allein für eine schweinefleischfreie Verpflegung im Krankenhaus zu gewinnen. Was dem Wald und den Autos recht ist, muß den Menschen noch lange nicht billig sein.

Dennoch bleibt auch heute noch die vor einem Jahrzehnt von Dr. Hans-Heinrich Reckeweg ausgesprochene Feststellung gültig: „Volkswirtschaftlich gesehen ist ein strenges Verbot des Schweinefleischgenusses für jedermann nicht nur zu rechtfertigen, sondern im Hinblick auf die angespannte Lage im Gesundheitswesen sogar unerläßlich. Die langfristigen positiven Auswirkungen für die Kranken- und Rentenversicherung sind gar nicht auszudenken im Hinblick auf die geringeren Kosten trotz des Anstiegs der Lebenserwartung von gesunden Rentnern."

Schweinefleischverbot bleibt Utopie

Der Gedanke eines Schweinefleischverbots – in welcher Form auch immer – bleibt eine Utopie. Wirtschaftsverbände würden auf die Barrikaden gehen, Schweinefleischesser würden demonstrieren, Schweine würden künftig schwarz gehalten und geschlachtet, und der Verzehr des Fleischs würde zum begehrten Kavaliersdelikt.

Alternativen

So stehen sich als Alternativen gegenüber: die langsam im Bereich der Medizin an Boden gewinnende Erkenntnis, daß der Mensch ohne Schweinefleisch gesünder lebt und manche Erkrankungen allein dadurch vermieden oder leichter geheilt werden können, und die Einsicht, daß es beim heutigen Stand der Dinge keine Möglichkeit gibt, die Menschen durch öffentliche Maßnahmen zu einem konsequenten Verzicht auf Schweinefleisch zu veranlassen oder gar zu zwingen.

Was Ärzte tun können

Ärzte und Heilpraktiker haben wichtige Aufgabe

Dennoch fällt in diesem Zusammenhang den Ärzten und Heilpraktikern eine Hauptrolle zu. Denn sie verfügen nicht nur über das Wissen, die Wechselwirkungen zwischen Schweinefleisch und Gesundheit richtig zu erkennen, sondern können auch – wie niemand sonst – in ihrem Patientenkreis an konkreten Fällen ablesen, was der Verzehr von und der Verzicht auf Schweinefleisch für den einzelnen Menschen und seine Krankheit bedeuten.

Sie entnehmen ihrer Kartei beispielsweise eine Häufung von Grippeerkrankungen nach gesteigertem Schweinefleischgenuß (mit einem Abstand von mehreren Monaten), wie es auf dem Land nach Schlachtfesten der Fall ist. Oder daß Patienten mit Bandscheibenschäden gewöhnlich leidenschaftliche Schweinefleischesser sind und bei einem konsequent befolgten Verzicht auf diese Kost nach einigen Monaten eine merkliche Besserung erfahren, worauf der Rückfall – nach Wiederaufnahme der alten Eßgewohnheiten – nicht lange auf sich warten läßt. Insofern können solche Karteikarten wie ein Krimi gelesen und gedeutet werden: Der Täter Schweinefleisch wird immer wieder auf frischer Tat ertappt.

Fettsucht

Eine ganz besondere Rolle spielt in diesem Zusammenhang die Adipositas (Fettsucht) mit den aus ihr resultierenden Krankheiten Bluthochdruck, Arteriosklerose und Durchblutungsstörungen der Koronargefäße. Übergewicht in begrenztem Umfang oder als echte Fettleibigkeit entwickelt sich nicht, wie es oft heißt, aus zu vielem Essen, sondern geht fast immer auf ein Zuviel an kalorien- und fettreichem Schweinefleisch zurück. Anstelle mühsamer und fragwürdiger Abmagerungsdiäten genügt es häufig schon, auf alle Schweinefleischgerichte zu verzichten und durch Mahlzeiten mit magerem Fleisch (Rind, Kalb, Lamm, Geflügel) sowie Rindfleischwurst zu ersetzen. Auch hier kann der Therapeut den manchmal folgenden Rückfall an der offenkundigen Gewichtszunahme erkennen, was der Patient aufgrund solcher „Indizien" überrascht und beschämt eingesteht.

Frustration des Arztes

Freilich kann der Arzt manchmal ziemlich frustriert sein, wenn er den Patienten trotz umfassender Aufklärung bald wieder auf Abwegen trifft. Es ist eben bequemer, Tabletten zu schlucken, als eingebürgerte Ernährungsgewohnheiten zu ändern. Mancher Patient empfindet es geradezu als Schikane, wenn ihm liebe Schweinereien, wie Eisbein, Kasseler, Rippchen, Sauerfleisch, Krenfleisch oder Schinkenfleckerln, untersagt werden. Insofern ist das Bemühen mancher Ärzte, ihre Patienten zu schweinefleischfreier Kost zu überzeugen, ein Kampf gegen Windmühlenflügel. Kaum irgendwo begegnen sie mehr Vorurteilen und mehr Widerstand, als wenn sie in die altvertrauten Küchenzettel eingreifen. „Können Sie mir nicht lieber eine Spritze geben, Herr Doktor?" Anstatt froh zu sein, auf natürlichem Weg Besserung zu erfahren, ziehen viele Patienten das Medikament vor, das bewirken soll, wozu der Patient selbst zu bequem ist.

Medikamentenmißbrauch

So kann man durchaus Verständnis haben, wenn manche Ärzte nach mehrfachem vergeblichem Bemühen, ihre Patienten zu überzeugen, ihr Wissen für sich behalten und das ausschreiben, was der Kranke erwartet: ein Rezept. Und wer dazu vielleicht noch einen Diätplan ohne Schwein austeilt, wird feststellen, daß viele Patienten lieber Medizin nehmen, als die Küche umzustellen.

3 Einstellungen zum Schweinefleisch

Als Folge solcher weitverbreiteter Unzulänglichkeit können wir 3 Kategorien von Menschen unterscheiden:

Unwissende

- Die gößte Gruppe bilden sicher die Unwissenden, Ahnungslosen, die noch nie etwas davon gehört haben, daß Schweinefleisch schädlich sein kann. So kaufen und kochen sie Schweinefleisch aller Art mit der genüßlichen Freude, sich das gönnen und leisten zu können.

- Erheblich kleiner ist die Zahl derer, die zwar mehr oder weniger ausführlich davon gehört haben, daß Schweinefleisch ungesund ist, die sich persönlich aber nicht davon betroffen fühlen. Dies gilt auch für Patienten, die sich nicht nach dem Diätplan ihres Arztes richten. Das gilt für die ewigen Skeptiker, die sich früher einmal darüber lustig gemacht haben, daß kleine Tierchen (Bakterien, Viren) Krankheiten verursachen könnten. Das gilt für diejenigen, die zwar ein schlechtes Gewissen haben, aber zu bequem sind, auf Schweinefleisch zu verzichten. Wie oft wird nicht im Gespräch über dieses Thema leichfertig gesagt: „So schlimm wird es schon nicht sein...", womit der Fall erledigt ist. Und natürlich erscheint vielen der Gedanke einfach absurd, daß die seit langem verbreitete Schweinekost mit gesundheitlichen Nachteilen verbunden sein könnte.

„Nicht Betroffene"

- Demgegenüber steht gleichsam als eigene Kaste die Gruppe derjenigen, die wissen, daß der Verzicht auf Schweinefleisch das Leben gesünder macht, und die für ihre eigene Lebensführung daraus die notwendigen Konsequenzen gezogen haben. Unter ihnen sind zahlreiche Ärzte, da sie am ehesten in der Lage sind, nicht nur der medizinischen Beweisführung zu folgen, sondern in der eigenen Praxis Fälle erleben, die dafür exemplarisch sind. Damit verbunden ist zwar die schmerzliche Resignation, daß es häufig selbst dem Arzt, noch öfter aber dem auf Schweinefleisch verzichtenden Bürger nicht gelingt, ihre Mitmenschen zur biologisch sinnvollen Enthaltsamkeit vom Schwein zu veranlassen.

Wissende

Wenn Argumente vergeblich sind

So erscheint das, was eigentlich der gesamten Öffentlichkeit bekannt sein und über alle Medien vermittelt werden sollte, heute noch immer als eine Art Geheimnis. Wer nach Schuldigen sucht, könnte geradezu von einer Verschwörung des Schweigens sprechen.

Ahnungs- und Verständnislosigkeit der Öffentlichkeit

In Wirklichkeit geht es jedoch in erster Linie um die Ahnungs- und Verständnislosigkeit der Öffentlichkeit. Darüber braucht sich niemand zu wundern, der verfolgt, wie relativ gering sich auch das gesicherte Wissen über die Schädlichkeit des Rauchens auf das Verhalten der Raucher ausgewirkt hat. Offensichtlich gehen von einer Sucht – und ohne jeden Zweifel handelt es sich auch beim Verzehr von Schwein in all seinen Formen um eine nur mühsam zu unterdrückende Sucht, wie der Psychiater Dr. Hoffmann aus Mannheim festgestellt hat – stärkere Impulse aus als von der logisch begründeten und rational dargestellten Kette der schädlichen Folgen.

Mühsam zu unterdrückende Sucht

So weicht der auf Schweinefleischverzicht hingewiesene Patient auf immer neue Entschuldigungen aus und verteidigt sein „Laster" dem Arzt gegenüber ebenso wortreich wie unsachlich. Daher sind manche Ärzte einfach nicht in der Lage, ihr „Geheimnis" vom gesünderen Leben ohne Schweinefleisch so zu enthüllen, daß es für den Patienten als Selbstverständlichkeit ins Bewußtsein eingeht.

Törichte Schutzbehauptungen

Wer es selbst erfahren hat, wie relativ kleine Mengen Schweinefleisch (Schinken, Speck, Schmalz) die bekannten Vergiftungserscheinungen hervorrufen, der kann Schutzbehauptungen, wie „Wir essen ja nur ganz wenig Schwein, mal ein Kotelett, in der Woche einmal Schinken und ein bißchen Wurst – das kann ja nicht schaden", nur als töricht bezeichnen. Dabei sind es gerade „Gebildete", die sich auf diese Weise selbst betrügen. Nicht zuletzt erscheint es gerade Gebildeten unvorstellbar, daß von einer solchen Nebensächlichkeit – dem Genuß eines bestimmten Fleischs – Krankheiten ausgehen können. Sie neigen dazu, solche Hinweise in den Bereich des Aberglaubens oder der Vorurteile zu versetzen und – sich darüber lustig zu machen. Bildung kann gegenüber einfachen Wahrheiten sehr hinderlich sein.

Weil das so ist, wird es noch einige Zeit dauern, bis sich das „Geheimnis" ärztlichen Wissens über das Schweinefleisch endlich einer Mehrheit der Bevölkerung enthüllt und damit ein entscheidender Schritt zur besseren Gesundheit der Allgemeinheit getan wird.

Kochen auch ohne Schweinefleisch

Wie die Küche aufs Schwein kam

Der Weg zur Gesundheit führt über den Einkaufskorb der Hausfrau

Der Weg zur Gesundheit führt über den Einkaufskorb der Hausfrau. Diese Behauptung ist seit langem eine Binsenweisheit. Dabei spielt die Frage, wie die Hausfrau es mit Schweinefleisch hält, eine maßgebliche Rolle. Immer wieder einmal scheint für sie, die aufgrund ärztlicher Anweisung künftig auf Schweinefleisch verzichten soll, der Kochhimmel einzustürzen. „Wie soll man nur ohne Schwein kochen?"

Denn außer Schweinefleisch als Hauptgericht gehören Schinken, Speck und Schmalz zu den unvermeidlichen Zutaten der bürgerlichen Hausmannskost, ob es sich nun um Eintöpfe oder Gebratenes handelt. Unausrottbar scheint die Neigung, mancherlei Geflügel, wie Hühnchen oder Fasan, Rebhuhn oder Perlhuhn, mit Speck zu braten. Im beliebten Cordon bleu wird der Geschmack des Kalbsschnitzels mit Schinken (und Käse) angereichert, und die deftigen Rinderrouladen müssen angeblich mit Speckstreifen gefüllt werden, um saftig und aromatisch zu gelingen.

Wohin die vom Schweinefleischentzug überraschte Hausfrau in ihren Kochbüchern auch blickt – überall scheinen Schwein, Schinken, Speck und Schmalz die Conditio sine qua non fürs Kochen zu sein: Ohne Schweinernes geht nichts.

Tradition und Bequemlichkeit

In Wahrheit reichen sich Tradition und Bequemlichkeit dabei die Hand. Das Schwein als meist individuell im Dorf und in der Kleinstadt großgefütterter, preiswerter Fleischlieferant der Vergangenheit, höchstes Glück armer Kätner wie Alltagskost der Gutsherrschaft oder des Großbauern, wurde schon im vorigen Jahrhundert in den Kochbüchern verewigt.

Universal-Lexikon der Kochkunst

So heißt es im *Universal-Lexikon der Kochkunst* von 1880/90, daß Schweinezucht am einträglichsten und nützlichsten ist, „da sich alle Theile des Thiers trefflich verwerten lassen". Daß es dabei aber auch Schattenseiten gibt, war schon vor einem Jahrhundert bekannt: „Frisches Schweinefleisch, namentlich wenn es sehr fett ist, gehört sowohl gekocht als gebraten zu den nahrhaftesten, aber schwerverdaulichen Speisen, die nur für Leute mit einem recht gesunden Magen, welche viel Bewegung haben, passend sind... Die feine Küche betrachtet das frische Schweinefleisch mit Geringschätzung und findet höchstens das Spanferkel oder Milchschweinchen frischgebraten der Beachtung werth, während das gepökelte und geräucherte Fleisch als Schinken und Speck eine außerordentlich große Rolle in der Kochkunst spielen, ja geradezu völlig unentbehrlich sind."

Mit dieser „Unentbehrlichkeit" von Schinken und Speck beim Kochen haben ganze Generationen junger Frauen von Müttern und Großmüttern die „Kochkunst" gelernt. Auch wenn 2 Weltkriege mit unerbittlichen Einschränkungen in diesem Bereich zur Neuorientierung zwangen, so bedeutete die Rückkehr zu normalen Verhältnissen geradezu ein Schwelgen in dem, was man so lange schmerzlich vermißt hatte. Zugleich wandelte sich die während der Kriegsjahre relativ gute Gesundheit der Bevölkerung, als Schweinefleisch grammweise bemessene Mangelware war, zu einer Häufung von Krankheiten, wie sie uns bis heute nicht verlassen haben. Wachsender Wohlstand ließ den Fleischgenuß steigen, wobei wiederum das billigste – Schwein – den Löwenanteil bildete.

Gute Gesundheit der Bevölkerung während des 2. Weltkriegs

Wiener Schnitzel – echt und falsch

Wie sich das Verhältnis der Köche und Köchinnen zum Fleisch im Lauf der Jahre gewandelt hat, sieht man am besten beim Wiener Schnitzel. Vor einem halben Jahrhundert und früher war dieses panierte Schnitzel ganz selbstverständlich vom Kalb. Das galt für den privaten Haushalt ebenso wie für das Restaurant. Nach dem Krieg aber gewann das Schweineschnitzel an Boden. In der Mehrzahl der deutschen Haushalte setzte sich das Schwein gegenüber dem Kalb durch, und auf den Speisekarten der Restaurants tauchte plötzlich das „Schnitzel Wiener Art" auf, das nun freilich nicht mehr vom

Schnitzel Wiener Art

Kalb, sondern vom Schwein war. Ohne vorsichtige Rückfrage, aus welchem Fleisch das angebotene Wiener Schnitzel denn sei, kann man heute nur noch in Spitzenrestaurants bestellen. So ist es jedenfalls in Deutschland. In der Schweiz und in Österreich (immerhin die Heimat des Wiener Schnitzels) sieht es günstiger aus, aber auch in Italien. Vielleicht sorgt auch in deutschen Küchen die „Gourmetwelle" dafür, daß demnächst kein Wiener-Schnitzel-Ersatz mehr angeboten wird.

In Österreich und der Schweiz besser

Wer beim Verzicht auf Schwein dieses Schnitzelsurrogat aus der Küche verbannt, knüpft an die durch Kriege und Entbehrungen vielfach verschüttete ursprüngliche Fleischtradition an. So trat auch die Schweineleber – heute beinahe spottbillig im Angebot – erst in Notzeiten die Nachfolge von Kalbs- und Rinderleber an. Wer Schwein verschmäht, wird durch das im letzten Jahrzehnt erheblich gewachsene Geflügelangebot reichlich entschädigt. Es macht also die Küche keinesfalls einseitiger, wenn das Schweinerne aus ihr verschwindet. Sie verändert sich und wird zugleich gesünder.

Reiches Geflügelangebot

Statt Schwein gibt es vieles anderes

So besteht für die Hausfrau keinerlei Grund zur Panik, wenn sie von heute auf morgen plötzlich auf das Schweinerne verzichten muß oder besser: will. Im Gegenteil: Dort, wo vielleicht Routine im Küchenzettel entstanden ist, öffnet sich neuer Raum für kulinarische Phantasie. Wiegt es wirklich so schwer, auf den traditionellen Schweinebraten zu verzichten, wenn er sich mühelos durch einen Rinder-, Kalbs- oder Hammelbraten oder gar eine Putenrolle ersetzen läßt? Ohnehin hat der Braten in den letzten Jahrzehnten erheblich an Boden verloren. Heute wird das Kurzgebratene in Form von Steaks in vielerlei Variationen bevorzugt. Das zünftige Steak aber, das es als Beefsteak, als Kluftsteak, als Rumpsteak oder Filetsteak gibt, um nur ein paar Arten zu nennen, stammt ohnehin vom Rind.

Die Vorliebe von Schweinefleischgerichten, die die deutsche Küche beherrscht, wird in Österreich und der Schweiz freilich nicht ganz geteilt. So stehen im berühmten Kochbuch der Wiener *Kronenzeitung,* das aus Rezepteinsendungen der ganzen Bevölkerung entstand, einem Angebot von 20 Gerichten von Schwein 31 von Kalb- und 48 von Rindfleisch gegenüber.

Kochbuch der „Kronenzeitung"

Hackfleischgerichte

Ein Thema für sich sind die Fleischgerichte aus Hackfleisch. Der einem Braten ähnliche Falsche Hase kann nach Belieben mit einer Mischung halb und halb aus Rind- und Schweinehack zubereitet werden oder aber ausschließlich von Rinderhack. Klar, daß wir das letztere bevorzugen. Für die vielerlei Hacksteaks, vom Deutschen Beefsteak über die Bulette bis zum Hamburger oder Faschierten, ist ohnehin nur gehacktes Rind zünftig. Dabei kann die Hausfrau entscheiden, ob sie das etwas fettere Rinderhack oder das aus schierem Rind stammende Tatar (im deutschen Norden Beefhack) bevorzugt.
Wo aus Ersparnisgründen in einem Rezept „halb und halb" angegeben ist, kann mühelos reines Rindfleisch verwendet werden. Übrigens kann man auch reizvolle Hackvariationen mit der Beigabe von Lammhack, Geflügelhack oder Kalbshack herstellen. Niemand wird das Schweinefleisch vermissen!

Schweineschmalz sollte verschwinden

Als die Auswahl an Bratfett noch spärlich war, gehörte der Schmalztopf in jede Küche. Inzwischen ist er überflüssig geworden und ein alter Zopf. Wer kocht oder brät heute noch mit Schweineschmalz? Dieses Armutszeugnis sollte sich niemand ausstellen. Denn neben Butter und Butterschmalz, Margarine in vielen Variationen, Palmin und anderen Spezialpflanzenfetten steht der Hausfrau ein Sortiment von Ölen zur Verfügung, die allesamt erheblich gesünder sind als das Schweineschmalz von früher. Es sollte selbst dort aus der Küche verschwinden, wo man noch nicht konsequent auf Schweinernes verzichtet.

Speck ist ein Relikt der alten bäuerlichen Küche

Vom Schmalz ist es nicht weit bis zum Speck. Auch er ist eigentlich ein Relikt der alten bäuerlichen Küche, in der die bescheidenen Speisen wenigstens durch Speck nahrhafter und würziger gemacht werden sollten. Außerdem war er vom eigenen Schwein ausreichend vorhanden. Wo es an der Kunst, Speisen lecker zu würzen, fehlt, da ist der knusprig gebratene Speck, der Kalorienstoß vom Schwein, am Platz. Wie „Safran den Kuchen gehl" machte, wenn es an Eiern fehlte, so mußte Speck in der Zeit der schweren Hand- und Landarbeit karge Brei- und Grützegerichte, Knödel oder Mehlsuppen einigermaßen sättigend anreichern.
Heute ist der Speck (mit 855 Kalorien/100 g) ein durchaus unerwünschter Kalorienlieferant, dessen Verwendung bereits der modernen leichten Küche widerpricht. Aber ohne viel Überlegung greifen Köche und Köchinnen bei uns (in Frankreich, der Schweiz oder Italien sieht das ganz anders aus) nach wie vor zum Speck als Bratfett für alles – von den Bratkartof-

feln übers Rührei bis zu Erbsen und Linsen oder Pilzen. Jede Hausfrau sollte froh sein, diesen alten Zopf mit seinem Einheitsgeschmack los zu werden.

Wer aber in seiner Kochschablone so festgefahren ist, daß er ohne Speck nicht auszukommen glaubt, der sollte wissen, daß es mit den gleichen küchentechnischen Möglichkeiten – wenn auch kalorienärmer und gesünder – bei den schweinefleischfreien Spezialgeschäften auch geräucherten Rinderspeck, durchwachsene geräucherte Rinderbrust oder Griebenschmalz vom Rind gibt. Wer das im Haus hat, wird den Speck vom Schwein nicht eine Sekunde vermissen.

Rinderspeck

Zu den Schweinefleisch-Glanzlichtern, auf die viele nicht verzichten wollen, gehört auch der Schinken. Bei dem Gedanken an Spargel mit Schinken verklären sich viele Gesichter. Dabei liefert auch das Rind einen delikaten Schinken, der geräuchert geschnitten oder am Stück zu kaufen ist und den es auch gekocht gibt. Seit jeher stellt das luftgetrocknete Bündner Fleisch eine Delikatesse dar. Dies mit Spargel zu essen, läßt die fettige Derbheit des Schweineschinkens sicherlich nicht vermissen.

Schinken

Spicken zerstört die Fleischstruktur und verfälscht den Geschmack

Mußte früher ein Braten vom Rind oder Wild unbedingt gespickt sein (was von Speck kommt), so haben inzwischen viele Köche erkannt, daß beim Spicken die Fleischstruktur zerstört und der Eigengeschmack von Rind, Reh, Hirsch oder Hase verfälscht wird. Und wer Fasan oder Rebhuhn schätzt, der will nicht das vielfach darauf ausgelegte Speckstück als Einheitsaroma genießen. Daß der ohne Speck gebratene Wildvogel „trocken" würde, ist ein Ammenmärchen, das lediglich fehlende Kochkunst vertuschen soll.

Würstchen aus Rindfleisch

Natürlich gehören Brüh-, Brat- oder Grillwürstchen auf einen abwechslungsreichen Küchenzettel. Aber es gibt sie inzwischen längst aus reinem Rindfleisch in vielen Variationen und geschmacklichen Varianten. Wer ehrlich vergleicht, muß zugeben, daß die Rindsbratwürstchen nicht nur weniger Fett und Kalorien als ihr schweinernes Gegenstück aufweisen, sondern auch deftiger und aromatischer schmecken.

Eintopf ist Domäne des Schweins

Der Eintopf, seit jeher der bürgerlichen und ländlichen Alltagskost liebes Kind, ist eine Domäne des Schweins. Je nach Region tummeln sich darin Rauchfleisch, Geselchtes oder Pinkelwurst, Kasseler oder Brägenwurst, Schweinebauch oder Mettwurst, Rippchen oder Schinkenspeck – das ist nur ein Teil der langen Liste.

Hinzu kommen die vielen Brühwürstchen, die sich darin wohl fühlen und die es möglich machen, daß sich auch mit ihren

schweinefleischfreien Gegenstücken herrliche Bohnen-, Linsen-, Erbsen- oder Kartoffeleintöpfe bereiten lassen. Aber auch andere Fleischarten – Rind, Hammel, Huhn, Pute – können die Grundlage für einen köstlichen Eintopf bilden.
Lassen Sie sich von ihrem Metzger ein kerniges Stück Hoch- oder Querrippe oder eine Scheibe Ochsenbein geben – schon kann eine Fleischbrühe entstehen, die mit den entsprechenden Zutaten vielfach abgewandelt werden kann. Die würzige Mischung von Rindfleisch und Suppenhuhn macht den Eintopf zum Erlebnis.

Pute

Noch immer wird Pute bei uns in erster Linie gebraten – ganz oder in Stücken. Dabei entwickelt eine gekochte Pute mit ihren verschiedenen Fleischarten einen duftenden Wohlgeschmack, der seinesgleichen sucht. Bei einer größeren Pute können Sie ein ganzes Eintopfprogramm mit einer Fülle von Inhalten realisieren.

Pizza

Auch bei Aufläufen und Pizzen vermißt man weder Speck noch Schinken. Die Pizza schmeckt mit einer Lage schweinefleischfreier Wurst – wobei die Auswahl groß ist – nicht weniger gut als sonst. Die Auflaufform kommt dank Rinderrauchfleisch oder durchwachsenem geräuchertem Rindfleisch auch ohne ihre schweinerne Umrahmung aus. Leber- oder Fleischkäse – ohne Schwein, versteht sich – können sowohl als Pizzabelag als auch beim Aufschichten eines Auflaufs verwendet werden.

!

> Kurzum: Die Küche gewinnt an Vielfalt, sobald die Einbahnstraße von Schwein und Speck mit ihren ungesunden Folgen erst einmal verlassen ist.

Was viel zu wenige Frauen wissen

Wurst ohne Schwein ist erhältlich

Es ist leider eine Tatsache, daß nur eine Minderheit von Hausfrauen oder Köchen überhaupt Bescheid weiß, daß Wurst-und Fleischwaren ohne Schwein durchaus erhältlich sind. Ebenso ahnungslos zeigen sich die meisten Kochbücher oder Zeitschriften für Feinschmecker, die mit vielen ihrer Rezepte immer wieder um schweinerne Zutaten kreisen, als ob es nicht schon seit Jahrzehnten ein weit gesünderes, weniger fettes, kalorienärmeres Angebot gäbe.

Reformhäuser konzentrieren sich einseitig auf vegetarische Nahrung

So ist es wenigstens verzeihlich, wenn die vom Schweinefleischverbot betroffenen Hausfrauen sich überfordert fühlen: Sie wissen es nicht besser. Auch die Reformhäuser vernachlässigen hier ihre Pflicht und konzentrieren sich viel zu einseitig (und bedürfnisfremd) auf vegetarische Nahrung. Man kann sich des Gefühls nicht ganz erwehren, daß hier die Interessen der Reformwarenwirtschaft den Vorrang vor Aufklärung zugunsten der Volksgesundheit haben.

Wo Schwein überall versteckt ist

Fertiggerichte

Wer sich entschlossen hat, künftig auf Nahrung vom Schwein zu verzichten, muß freilich damit rechnen, daß ihm hier oder da, ohne daß er es ahnt, dennoch Schwein – listig getarnt – begegnet. Das gilt beispielsweise für nicht wenige Fertigsoßen und -suppen, für manche Fertiggerichte in Dosen oder tiefgekühlt, für preisgünstige Pasteten, die angeblich von Gans oder Ente stammen, für geröstete Zwiebeln und Sülzen jeder Art, einige Käsesorten, sogenanntes Gänseschmalz (das angeblich nur durch Beigabe von Schweineschmalz fest wird) und mancherlei anderes.

Kleingedruckte Inhaltsangaben lesen!

Es ist ebenso erstaunlich wie erschreckend, in wie vielen Lebensmitteln sich versteckt – und nur in der kleingedruckten Inhaltsangabe zu entdecken – Schweinefett befindet. Wer dem entgehen will, muß bereits beim Einkauf darauf achten, daß ihm nicht das, was er zu vermeiden sucht, sozusagen durch die Hintertür doch „untergejubelt" wird. Diese Aufmerksamkeit mag ein wenig lästig sein, wird aber bald dafür sorgen, daß man die Tricks der Lebensmittelindustrie durchschaut.

Wer hätte es vor 30 oder 40 Jahren für möglich gehalten, daß der Verbraucher durch entsprechende Hinweise vor Konservierungs- und Farbstoffen in seiner täglichen Nahrung gewarnt würde! Wie die Verbraucher sich diese Aufklärung durch beharrliches Verhalten erzwungen haben, werden sie auch erreichen, sich der ständigen Infiltration mit Schweinefleischgiften zu erwehren. Hier kann jeder Verbraucher, jede Hausfrau als Pionier für mehr Gesundheit mitwirken. Aber auch die Lebensmittelindustrie täte sich und ihren Kunden einen Gefallen, wenn sie nicht erst auf staatliche Anordnungen und Verbote warten würde.

Pionier für mehr Gesundheit

Kochbücher

Sie müssen Ihre Kochbücher und Rezepte, die Ihnen bei der Zusammenstellung Ihres Speiseplans helfen, keinesfalls wegwerfen, auch wenn darin Schweinefleischgerichte und schweinerne Zutaten mehr oder minder reichlich verzeichnet sind. Denn gewöhnlich bedeutet es für eine nicht ganz unbedarfte Hausfrau oder einen clever kochenden Mann keine große Mühe, aus Schwein Rind, aus Schmalz Margarine, Butter oder Öl, aus schweinerner Wurst welcher Art auch immer eine schweinefleischfreie zu machen.

Garzeiten können sich ändern

Der einzige Punkt, auf den dabei zu achten ist: Die Garzeiten können sich ändern. Rind brät oder kocht nun einmal etwas länger als Schwein. Das ist aber auch alles.

Mit ein wenig schöpferischer Phantasie lösen Sie sich aus der Routine und entdecken neue Freuden für Ihren Gaumen, die zugleich den Vorzug haben, gesünder, weniger fett und kalorienärmer zu sein, als Sie es bisher kannten. Um Ihnen aber dafür ein paar Anregungen zu geben, finden Sie im folgenden Kapitel Rezepte, die in ihrer Art Ausdruck der neuen schweinefleischfreien Küche sind.

Rezepte, die auch ohne Schwein gelingen

Über kurz oder lang wird es sicher ein Kochbuch geben, dessen Gerichte alle ohne Schweinernes auskommen. Aber auch ohne ein solches spezielles Kochbuch läßt sich in jeder Küche die schweinefleischlose Ernährung ohne größere Schwierigkeiten verwirklichen.

Ihr neuer Küchenzettel betrifft 2 Gebiete. Einmal die Gerichte, die traditionell vom Schwein zubereitet werden: Schweinebraten, Schweinskotelett, Schweinelendchen, Szegediner Gulasch oder Schinken im Brotteig, um einige typische zu nennen. Dabei wird es in den meisten Fällen möglich sein, das Schwein durch ein anderes Fleisch zu ersetzen.

Schwein durch anderes Fleisch ersetzen

Alles, was von Schweinelendchen zubereitet werden soll, kann auch von Rinderfiletspitzen oder Kalb, von Pute oder Huhn gekocht oder gebraten werden. Hier kann jede Küche ihre Wahl beliebig treffen. Von wenigen Ausnahmen (wie Eisbein) abgesehen, gibt es kein Gericht, auf das Schweinefleisch ein Monopol hätte.

Gerichte durch Schwein verfälscht

Weit umfassender aber ist die Zahl der Gerichte, die herkömmlicherweise durch schweinerne Zutaten „verfälscht" werden. Hier wird in vielen Rezepten gesündigt, indem Schinken, Speck, Wurst oder Schweineschmalz bei der Zubereitung verwendet werden. Mit ein wenig Phantasie läßt sich das mühelos vermeiden. Wie das geschieht, dafür finden Sie in den folgenden Rezepten eine Reihe Beispiele. Trennen Sie sich konsequent von dem alten „Zopf", daß Schweinernes (beinahe) jedes Gericht begleiten müßte!

Ein paar Eintöpfe

Gemüsetopf

Zutaten:

500 g Kalbs- oder Rinderherz (statt Schweineherz)
2 l Fleischbrühe, frisch vom Rind gekocht
1 Lorbeerblatt
4 Gewürzkörner
1 kg gemischtes Gemüse (grüne Bohnen, Möhren, Porree, Wirsing, Zwiebeln, Erbsen)
500 g Kartoffeln
4 EL Tomatenketchup
4 EL feingehackte frische Kräuter (z. B. Dill, Estragon, Majoran, Petersilie)

Zubereitung:

Am Vortag das Herz kalt abwaschen und von den Adern befreien.
1 Stunde in der Fleischbrühe unter Beigabe von Lorbeerblatt und Gewürzkörnern garen.
Die Brühe durch ein Sieb schütten, in dem das Herz zunächst bleibt.
Das Gemüse waschen und beliebig kleinschneiden.
Die Kartoffeln schälen und in Würfel schneiden.
Gemüse und Kartoffeln in die Brühe geben und darin etwa 30 Minuten langsam kohen (noch mit Biß).
Die Brühe mit Ketchup abschmecken.
Das Herz in Streifen schneiden, zur Brühe geben und nochmals erhitzen.
Vor dem Anrichten die gehackten Kräuter in den Topf geben.

Würzige Kartoffelsuppe

Zutaten:

750 g mehlig kochende Kartoffeln
Salz
1/2 TL gemahlener Kümmel
1 Zwiebel
50 g reines Gänseschmalz
2 EL Weizenmehl
schwarzer Pfeffer aus der Mühle
1 TL Majoran oder Origano
1/8 l saure Sahne
4 EL feingehackte Petersilie

Zubereitung:

Die Kartoffeln waschen, schälen und in Würfel schneiden. In einen Topf mit reichlich 1 l Wasser geben, mit Salz und Kümmel würzen und 20 Minuten garen.
Die Zwiebel schälen, feinhacken und im erhitzten Gänseschmalz andünsten.
Das Mehl hineinrühren und hellgelb anschwitzen.
Mit dem Kochwasser der Kartoffeln auffüllen und alles sämig kochen.
Danach die Kartoffeln hinzufügen und mit Salz, Pfeffer und Majoran beliebig abschmecken. Wer mag, kann auch Speisewürze oder Tomatenketchup dazugeben.
Die Suppe nochmals aufkochen und zuletzt die saure Sahne und die Petersilie hineinrühren. Sofort heiß servieren.

Tip:

Es gibt viele Möglichkeiten, die Suppe durch kleingeschnittene Fleischreste (kein Schwein!), Hackfleischkügelchen, Rindfleischwürstchen und ähnliches zu „illustrieren". Eine zusätzliche Note geben geröstete Semmelwürfel oder Croûtons der Suppe.

Erbseneintopf

Zutaten:

350 g gelbe Erbsen
500 g geräuchertes Putenfleisch oder ger. Rinderbrust
1/2 TL Majoran
4 Möhren
1/2 Sellerieknolle
2 Stangen Porree
1 Petersilienwurzel
750 g Kartoffeln
Salz, schwarzer Pfeffer aus der Mühle
Speisewürze nach Geschmack
4 EL feingehackte Kräuter
(Dill, Liebstöckel, Petersilie, Estragon)

Zubereitung:

Am Vortag die Erbsen waschen und am Vorabend in 1 ½ l kaltem Wasser einweichen.
Am nächsten Tag die Erbsen im Einweichwasser aufkochen und das Putenfleisch oder die Rinderbrust im Ganzen hinzufügen und im geschlossenen Topf 1 Stunde garen.
Das Gemüse putzen, waschen und kleinschneiden und zum Eintopf geben.

Salz, Pfeffer und Speisewürze hineinstreuen und weitere 30 Minuten kochen.
Die Kartoffeln schälen, in Würfel schneiden und in wenig Salzwasser garen.
Das Fleisch herausnehmen und in mundgerechte Stücke schneiden.
Kartoffeln und Fleischstücke in den Eintopf geben und alles pikant abschmecken.
Vor dem Servieren die frischen Kräuter darüberstreuen.

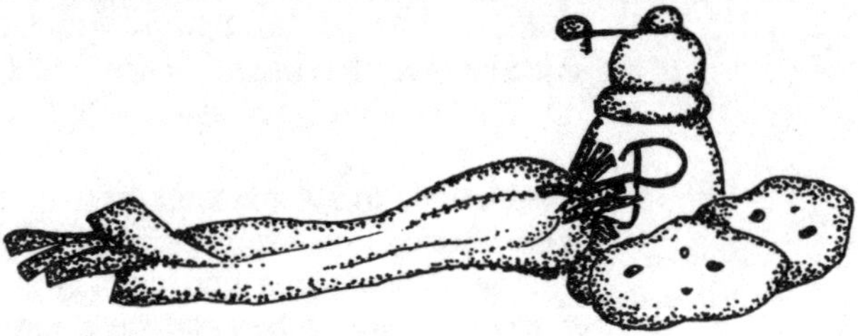

Wirsingeintopf

Zutaten:

100 g Butterschmalz oder Rinderschmalz (statt Speck)
300 g Rinderhackfleisch
2 Zwiebeln
1 kg Wirsingkohl
500 g Kartoffeln
1/2 l Fleischbrühe
Salz, schwarzer Pfeffer aus der Mühle
Speisewürze nach Belieben
1 TL gemahlener Kümmel

Zubereitung:

Das Schmalz in einem Topf schmelzen lassen.
Das Hackfleisch hineinkrümeln.
Die Zwiebeln schälen und hacken, hinzufügen und unter Rühren anrösten.
Den Wirsing waschen und in feine Streifen schneiden.
Die Kartoffeln schälen und in Scheiben schneiden.
Wirsing und Kartoffeln zu der Hackfleischmasse geben. Mit der Fleischbrühe auffüllen und die Gewürze darüberstreuen.
Gut durchrühren und alles im geschlossenen Topf 30 Minuten garen lassen.
Wer will, kann den Eintopf durch geröstete Brotwürfel noch interessanter machen. Sie werden beim Servieren darübergestreut.

Linsencurry mit Bratwürstchen

Zutaten:

500 g Linsen
75 g Pflanzenmargarine
1 Stange Porree
1–2 EL Curry
Salz
1 EL Essig
1 Prise Zucker
4 Bratwürstchen vom Rind
2 säuerliche Äpfel (Boskop)

Zubereitung:

Am Vorabend die Linsen waschen und in 2 l kaltem Wasser einweichen.
Am nächsten Tag die Linsen im Einweichwasser 1 Stunde langsam kochen lassen.
Die Hälfte der Margarine zerlassen und darin den gewaschenen, abgetropften und in Ringe geschnittenen Porree unter Rühren andünsten.
1 Eßlöffel Curry darüberstreuen und die auf einem Sieb abgetropften Linsen dazugeben. 15 Minuten schmoren lasssen.
Die Linsen mit dem restlichen Curry, Salz, Essig und Zucker pikant abschmecken.
In einer Pfanne den Rest Margarine erhitzen und die Bratwürstchen darin rundherum braun braten.
In der Zwischenzeit die Äpfel schälen, vom Kerngehäuse befreien und in Scheiben schneiden.
Die Linsen in eine längliche Schüssel füllen, die Bratwürste darauflegen und warm stellen.
Im Bratwurstfett die Apfelscheiben in der Pfanne braun anbraten. Zwischen die Bratwürste verteilen und das Linsencurry sofort servieren.

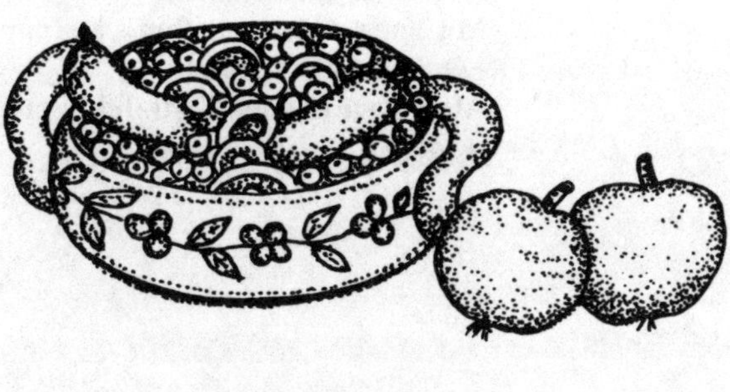

Bekanntes diesmal anders

Buntes Ragout

Zutaten:

1 EL kaltgepreßtes Speiseöl
500 g Rindergulasch (statt Schweinefleisch)
1 große Gemüsezwiebel oder 2–3 Zwiebeln
500 g Tomaten
Salz
1/2 TL Rosenpaprika
500 g Bohnen
500 g frische Pilze (z. B. Champignons)
1 EL Speisestärke
1 Becher saure Sahne (175 g)
Speisewürze nach Belieben
4 EL feingehackte Petersilie

Zubereitung:

Das Öl in einem Topf erhitzen.
Die Gulaschwürfel darin rundherum braun braten.
Die Zwiebel schälen, in Würfel schneiden und dazugeben, glasig dünsten.
Die Tomaten mit kochendem Wasser übergießen, kalt abschrecken, die Haut abziehen und die Tomaten in Würfel schneiden.
Die Tomatenwürfel zum Fleisch geben, mit Salz und Paprika würzen und im geschlossenen Topf 45 Minuten schmoren lassen.
Die Bohnen und die Pilze waschen, putzen und kleinschneiden, zum Fleisch geben und nochmals 20 Minuten garen lassen.
Die Speisestärke in der sauren Sahne verrühren und das Ragout damit andicken.
Mit Speisewürze abschmecken und vor dem Anrichten mit Petersilie überstreuen.
Als Beilage können Kartoffelpüree oder körniger Reis gereicht werden.

Rinderrouladen Melusinenhof

Zutaten:

4 Scheiben Rinderroulade
4 TL scharfer Senf
4 Scheiben Rinderrauchfleisch (Rinderschinken)
200 g Rinderhack (Faschiertes)
1 Ei
Salz, schwarzer Pfeffer aus der Mühle
1/2 TL gekörnte Speisewürze
2 EL Butterschmalz
1/4 l Fleischbrühe oder Wasser
2 Tomaten
1 Becher Crème fraîche oder saure Sahne
2 TL Stärkemehl

Zubereitung:

Die Rouladenscheiben mit Senf bestreichen und auf jede 1 Scheibe Rinderschinken legen.

Das Hackfleisch mit dem Ei und den Gewürzen zu einer geschmeidigen Masse verkneten und auf den Schinken streichen.

Die Rouladen aufrollen und mit Spieß oder Klammer zusammenhalten.

Das Butterschmalz in einem Topf schmelzen lassen und die Rouladen darin langsam ringsherum braun braten. Mit heißer Brühe (oder Wasser) angießen.

Die gewaschenen Tomaten in Achtel schneiden und hinzufügen.

Die Rouladen im geschlossenen Topf gar schmoren.

Die von Spießen oder Klammern gelösten Rouladen auf einer vorgewärmten Platte warm stellen.

Die Soße durch ein Sieb rühren und mit Crème fraîche noch einmal aufkochen. Mit Salz und Speisewürze abschmecken und mit dem in kaltem Wasser angerührten Stärkemehl andicken.

Vor dem Servieren die Rouladen mit einem Teil der Soße übergießen und den Rest getrennt reichen.

Tip:

Sie können die Hackfleischfüllung auch mit feingehackten Cornichons, Kapern oder feingewürfelten Paprikaschoten zusätzlich aromatisieren.

Florentiner Rouladen (mit Leberfüllung)

Zutaten:

200 g Rinder- oder Kalbsleber
2 Eier
1 kleine Zwiebel
Brösel von ungesüßtem Zwieback
Salz
geriebene Muskatnuß
1/2 ungespritzte Zitrone
4 Scheiben Rinderroulade
2 EL Butterschmalz
1/4 l Fleischbrühe (oder Wasser)
1 Becher saure Sahne (250 g)
2 TL Stärkemehl

Zubereitung:

Die Leber kalt abwaschen und durch den Fleischwolf drehen. Mit den Eiern, der geschälten und feingehackten Zwiebel und mit so viel Zwiebackbröseln vermischen, daß eine streichfähige Masse entsteht. Mit Salz, Muskatnuß, abgeriebener Zitronenschale und Zitronensaft pikant abschmecken.

Die Rouladenscheiben mit Salz bestreuen, die Füllung daraufstreichen, aufrollen und mit Spießen oder Klammern zusammenhalten.

Das Butterschmalz in einem Topf schmelzen lassen und die Rouladen darin ringsherum langsam braun braten. Heiße Brühe (oder Wasser) dazugießen und im geschlossenen Topf etwa 1 Stunde garen.

Die Rouladen herausnehmen, Spieße oder Klammern entfernen und die Rouladen auf einer vorgewärmten Platte warm stellen.

Die saure Sahne mit der Rouladensoße aufkochen und mit dem in kaltem Wasser angerührten Stärkemehl andicken.

Die Soße pikant mit Salz, Muskatnuß und einigen Tropfen Zitronensaft abschmecken.

Vor dem Servieren die Rouladen mit einem Teil der Soße übergießen, den Rest getrennt dazu reichen.

Gefüllte Blätterteigtaschen

Zutaten:

1 Paket tiefgekühlter Blätterteig (300 g)
Weizenmehl zum Ausrollen
150 g Tatar (Beefhack)
150 g Rinderhack (statt Schweinehack)
1 Ei
Salz, schwarzer Pfeffer aus der Mühle
1 Päckchen getrocknete Steinpilze
1 Zwiebel
1 EL Butterschmalz
2 EL feingehackte Kräuter
1 Eiweiß
1 Eigelb

Zubereitung:

Die tiefgefrorenen Blätterteigplatten auf einer Arbeitsplatte langsam auftauen lassen (oder auch mit Mikrowelle).
Das Hackfleisch mit dem Ei und den Gewürzen zu einem Teig verkneten.
Die in kaltem Wasser eingeweichten und ausgedrückten Pilze, evtl. etwas zerkleinert, sowie die geschälte und gehackte Zwiebel in dem geschmolzenen Butterschmalz andünsten.
Das Hackfleisch hineinkrümeln, die Kräuter dazugeben und unter Rühren kräftig durchbraten. Die Masse abkühlen lassen.
Den Blätterteig auf einer bemehlten Arbeitsplatte 2 mm dick ausrollen und in Quadrate schneiden. Die Ränder mit verquirltem Eiweiß bestreichen und 1 - 2 TL Füllung in die Mitte jedes Quadrats geben.
Die Teigquadrate zu Dreiecken zusammenklappen und die Ränder fest zusammendrücken. Die Oberfläche mit Eigelb bepinseln und mehrmals einstechen. Im Abstand von etwa 5 cm auf ein mit kaltem Wasser abgespültes Backblech legen und darauf 15 Minuten ruhen lassen.
Den Backofen des Elektroherds auf 225 °C vorheizen (Heißluftherd ohne Vorheizen auf 190 °C, Gasherd auf Stufe 5) und die Blätterteigtaschen auf der 2. Schiebeleiste von oben 15 - 20 Minuten backen. Heiß servieren.

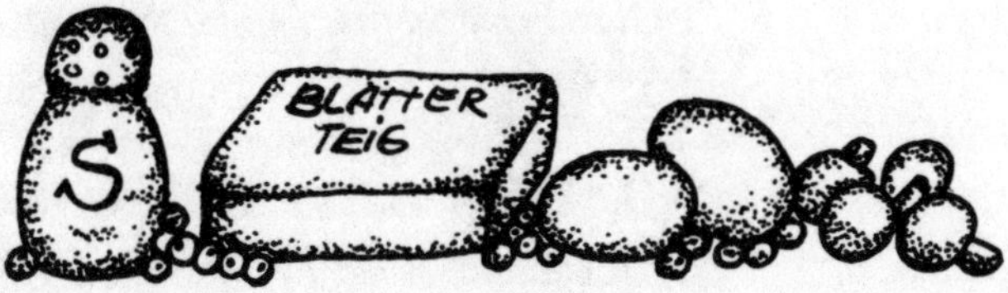

Cordon bleu

Zutaten:

4 Kalbssteaks, etwa 1 cm dick
Salz, schwarzer Pfeffer aus der Mühle
Paprika edelsüß
4 kleine Scheiben gekochter Rinderschinken
4 kleine Scheiben Schnittkäse
1–2 EL kaltgepreßtes Speiseöl
2 EL Weizenmehl
2 Eier
100 g Paniermehl
Butterschmalz oder Pflanzenmargarine zum Braten
4 Petersilienzweige

Zubereitung:

Die Kalbssteaks kalt abwaschen und an einer Seite mit einem scharfen Messer vorsichtig so tief einschneiden, daß eine Tasche entsteht.
Von außen und innen mit Salz, Pfeffer und Paprika einreiben.
In die Taschen je 1 Scheibe Rinderschinken und Schnittkäse schieben.
Die Steaks rundherum mit Öl einreiben und die Taschenöffnungen jeweils mit einem Rouladenspieß verschließen.
Die Steaks zuerst in Mehl, dann in verquirltem Ei und schließlich in Paniermehl wenden.
Das Fett in einer Pfanne erhitzen, die Kalbssteaks hineinlegen und auf jeder Seite etwa 5 Minuten braten.
Auf vorgewärmten Tellern, mit Petersilienzweigen garniert, anrichten.

Flambierter Schinken

Zutaten:

4 dicke Scheiben gekochter Rinderschinken
4 EL Butterschmalz oder Pflanzenmargarine
schwarzer Pfeffer aus der Mühle
1 TL gemahlener Kümmel
4 aromatische Äpfel
2 Gläschen hochprozentiger Rum oder Weinbrand
2 EL Butter
4 Scheiben Toast
4 Salatblätter

Zubereitung:

Sie sollten möglichst 2 Pfannen benutzen.

In der 1. Pfanne die Schinkenscheiben in 2 Eßlöffel Fett auf beiden Seiten anbraten und kräftig mit Pfeffer und Kümmel würzen.
In der 2. Pfanne die geschälten, vom Kerngehäuse befreiten und in 1 ½ cm dicke Scheiben geschnittenen Äpfel in dem restlichen Fett braten.
In einer heißen Pfanne Schinken- und Apfelscheiben im Wechsel übereinanderlegen, das Bratfett der anderen Pfanne darübergießen und nach dem Begießen mit Rum flambieren.
Den gerösteten Toast mit Butter bestreichen, jeweils 1 gewaschenes und gut abgetropftes Salatblatt darauf ausbreiten und mit je 1 Schinken- und Apfelscheibe belegen.

Makkaroni-Würstchen-Auflauf

Zutaten:

375 g Makkaroni
3 EL kaltgepreßtes Speiseöl
Salz
2 EL Pflanzenmargarine
50 g geräuchertes Rindfleisch (Rinderschinken)
1 Zwiebel
4 EL Tomatenmark
40 g Weizenmehl
1/4 l Fleischbrühe
1/6 l süße Sahne
1 TL Paprika edelsüß
1 TL Rosmarin
4 Bockwürste vom Rind
125 g Schnittkäse
1 EL Paniermehl
2 EL feingehackter Schnittlauch

Zubereitung:

Die Makkaroni mit 2 Eßlöffel Öl in 2 l kochendes Salzwasser geben und so kochen, daß sie nicht zu weich werden, sondern noch Biß haben. Abgießen, mit kaltem Wasser überspülen und abtropfen lassen.
Die Margarine in einem Topf schmelzen lassen, den in Würfel geschnittenen Rinderschinken und die geschälte, ebenfalls in Würfel geschnittene Zwiebel hinzugeben und unter Rühren glasig dünsten.
Das Tomatenmark und Mehl dazurühren, anschwitzen und mit Fleischbrühe ablöschen und aufkochen lassen.
Die Sahne hinzufügen und mit den Gewürzen abschmecken.

Eine feuerfeste Form mit 1 Eßlöffel ÖL ausstreichen, die Makkaroni hineinschichten und die Soße darübergießen.
Die Bockwürste der Länge nach halbieren und sternartig, die Schnittfläche nach unten, auf die Makkaroni legen.
Darüber die Käsescheiben geben und alles mit Paniermehl und Schnittlauch überstreuen.
Den Backofen des Elektroherds auf 200 °C vorheizen (Heißluftherd ohne Vorheizen 160 °C, Gasherd Stufe 4) und den Auflauf auf der 2. Leiste von unten 45 Minuten überbacken.
Mit frischem gemischtem Salat servieren.

Kartoffelauflauf

Zutaten:

1 kg gekochte Pellkartoffeln
6 EL Butter oder Pflanzenmargarine
200 g gekochter Rinderschinken
1 große Zwiebel
2 EL Weizenmehl
1/2 l saure Sahne
1 Ei
Salz, schwarzer Pfeffer aus der Mühle
2 EL Paniermehl
50 g geriebener Emmentaler Käse

Zubereitung:

Die Kartoffeln pellen und in Scheiben schneiden. Die Hälfte auf dem Boden einer flachen, mit 2 Eßlöffeln Fett ausgestrichenen feuerfesten Form verteilen.
Den Schinken würfeln und gleichmäßig über die Kartoffeln streuen.
Die Zwiebel schälen und in Würfel schneiden und diese in 2 Eßlöffeln Fett glasig dünsten. Nach dem Abkühlen über den Rinderschinken verteilen und die 2. Hälfte der Kartoffeln darüberschichten.
Das Weizenmehl mit saurer Sahne, Ei, Salz und Pfeffer verquirlen und über die Kartoffeln gießen.
Die Oberfläche mit Paniermehl und geriebenem Käse überstreuen und das restliche Fett in Flöckchen daraufsetzen.
Den Backofen des Elektroherds auf 220 °C vorheizen (Heißluftherd ohne Vorheizen 180 °C, Gasherd Stufe 5) und den Auflauf auf der 2. Leiste von oben 45 Minuten backen.
Heiß servieren und frischen Salat dazu reichen.

Kartoffelpudding

Zutaten:

500 g gekochte Salzkartoffeln
60 g Butter
3 Eier
4 EL Milch
Salz, schwarzer Pfeffer aus der Mühle
1 EL Paniermehl
250 g Bratenreste (Rind, Geflügel oder ähnliches)
1 großer säuerlicher Apfel
1 Gewürzgurke

Zubereitung:

Die frisch gekochten Kartoffeln durch eine Presse drücken (oder Fertigpüree bereiten) und zusammen mit der Hälfte der Butter, den Eiern und der Milch zu einer glatten Masse rühren. Mit Salz und Pfeffer abschmecken.
Die Hälfte des Kartoffelpürees in eine mit der restlichen Butter ausgestrichene und mit Paniermehl ausgestreute Puddingform füllen.
Die Bratenreste würfeln und auf dem Kartoffelpüree verteilen.
Den Apfel schälen, vom Kerngehäuse befreien und würfeln.
Die Gurke in feine Scheiben schneiden.
Beides ebenfalls über dem Kartoffelpüree verteilen.
Alles mit dem restlichen Püree bedecken. Die Form sollte nur zu drei Vierteln gefüllt sein.
Die Form verschließen und den Pudding im Wasserbad reichlich 1 Stunde kochen.
Den fertigen Pudding stürzen und dazu eine pikante Soße (von Tomaten, Pilzen, Curry oder ähnlichem) reichen.

Gefüllte Kartoffeln

Zutaten:

8 große festkochende Kartoffeln
Salz
1/2 TL gemahlener Kümmel
50 g Butter
200 g gekochter Rinderschinken
1 Ei
schwarzer Pfeffer aus der Mühle
2 – 3 EL Crème fraîche
2 EL feingehackte Kräuter
Pflanzenfett zum Ausstreichen des Backblechs

Zubereitung:

Die Kartoffeln in Salzwasser mit dem Kümmel in etwa 25 Minuten nicht zu weich kochen. Abgießen und abdampfen lassen.
Die Kartoffeln pellen, der Länge nach halbieren und so weit aushöhlen, daß die Hälften nicht zerfallen.
Die herausgenommene Kartoffelmasse mit einer Gabel fein zerdrücken und mit 30 g Butter, dem feingehackten Rinderschinken, dem Ei, Salz, Pfeffer, der Crème fraîche und den Kräutern zu einer cremigen Masse verrühren. Diese in die Kartoffelhälften füllen.
Die Kartoffeln auf ein gefettetes Backblech setzen und die restliche Butter in Flöckchen darüber verteilen.
Den Backofen des Elektroherds auf 220 °C vorheizen (Heißluftherd ohne Vorheizen 180 °C, Gasherd Stufe 4 – 5) und die Kartoffeln auf der 2. Schiebeleiste von oben etwa 15 Minuten überbacken, bis die Oberfläche goldgelb ist.
Dazu frischen Salat servieren.

Schinkenkrapfen

Zutaten:

1 Paket tiefgekühlter Blätterteig
Weizenmehl zum Ausrollen
100 g gekochter Rinderschinken
50 g Rinderrauchfleisch
2 EL feingehackte Kräuter (z. B. Petersilie, Rosmarin)
1 EL Butterschmalz
1 Ei
schwarzer Pfeffer aus der Mühle
Speisewürze nach Belieben
1 Eiweiß
1 Eigelb

Zubereitung:

Den aufgetauten Blätterteig auf einer bemehlten Arbeitsfläche etwa 2 mm dick ausrollen und runde Plätzchen von 8 cm Durchmesser daraus ausstechen.
Den gekochten Rinderschinken und das Rauchfleisch fein hacken und zusammen mit den Kräutern mischen.
Das Butterschmalz in einer Pfanne zergehen lassen.
Das Ei mit 1 Eßlöffel Wasser verquirlen, mit Pfeffer und Speisewürze abschmecken, unter die Schinken-Kräuter-Mischung rühren und daraus ein Rührei bereiten.
Auf jedes Teigplätzchen 1 – 2 Teelöffel dieser Füllung setzen. Die Ränder mit verquirltem Eiweiß bestreichen, einmal darüberschlagen und fest zusammendrücken.

Die Oberfläche der Krapfen mit Eigelb bestreichen und mehrere Male in den Teig stechen.
Die Krapfen im Abstand von etwa 5 cm auf ein mit kaltem Wasser abgespültes Backblech setzen und 15 Minuten ruhen lassen.
Den Backofen des Elektroherds auf 225 °C vorheizen (Heißluftherd ohne Vorheizen 190 °C, Gasherd Stufe 5) und die Krapfen auf der 2. Schiebeleiste von oben 15-20 Minuten backen.
Die Schinkenkrapfen heiß servieren und dazu Salat oder Gemüse reichen.

Putenkeulen in Weinkraut

Zutaten:

2 Putenkeulen
2 EL kaltgepreßtes Speiseöl
Salz, schwarzer Pfeffer aus der Mühle
8 Wacholderbeeren
2 große Zwiebeln
2 aromatische Äpfel
3 EL Pflanzenmargarine (statt Schmalz!)
500 g Weinkraut
1 Prise Zucker
1 TL Kümmel
3 Lorbeerblätter
1 Glas Wein
1 Glas Wasser

Zubereitung:

Die Putenkeulen von den Sehnen befreien, waschen und abtrocknen.
Das Öl, Salz, Pfeffer und die zerstoßenen Wacholderbeeren mischen und die Putenkeulen damit einreiben.
Die Zwiebeln schälen und in Scheiben schneiden.
Die Äpfel schälen, vom Kerngehäuse befreien und ebenfalls in Scheiben schneiden.
Zwiebel- und Apfelscheiben im heißen Fett in einem Topf unter Rühren andünsten. Die Putenkeulen hineinlegen.
Das Weinkraut mit Zucker, dem Kümmel und den Lorbeerblättern mischen und über den Putenkeulen verteilen. Mit Weißwein und Wasser übergießen.
Alles im geschlossenen Topf etwa 90 Minuten dünsten.
Noch aromatischer wird das Gericht, wenn 10 Minuten vor Ende der Garzeit noch ½ geschälter und feingewürfelter Apfel über das Kraut gestreut wird.

Kalte Gerichte

Schinkenrollen

Zutaten:

4 große Scheiben gekochter Rinderschinken (evtl. auch Bündner Fleisch)
knapp 1/8 l Schlagsahne
4 EL Mayonnaise
1 kleine Banane
1 aromatischer Apfel
4 Scheiben Ananas
1 EL Zitronensaft
4 Salatblätter
4 Mandarinen

Zubereitung:

Die Fleischscheiben auf einer Arbeitsplatte auslegen.
Die Sahne steif schlagen und mit der Mayonnaise vermischen.
Die Banane schälen und in kleine Würfel schneiden.
Den Apfel schälen, vom Kerngehäuse befreien und ebenfalls würfeln.
Die Ananasscheiben kleinschneiden.
Die zerkleinerten Früchte mit dem Zitronensaft beträufeln und mit der Sahnemayonnaise vermischen.
Die Füllung auf den Schinkenscheiben verteilen und diese aufrollen.
Die gewaschenen und gut abgetropften Salatblätter auf Teller verteilen und auf jedes Blatt 1 Schinkenrolle legen.
Die Mandarinen schälen, in Spalten teilen und die Schinkenrollen damit garnieren.
Zu den Schinkenrollen Toast oder Baguette mit Butter essen.

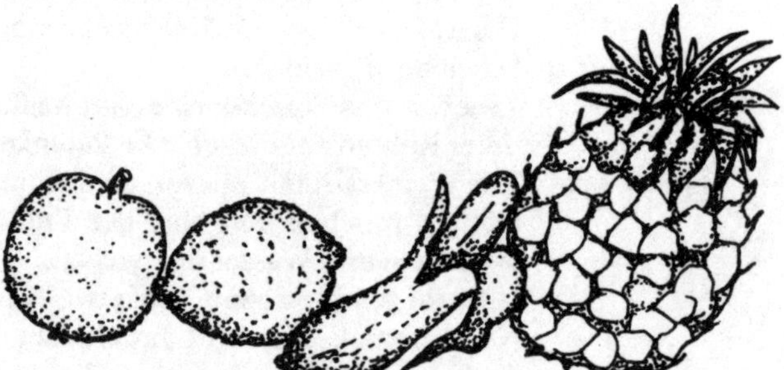

Feiner Schinkensalat

Zutaten:

2 Zwiebeln oder 1 große Gemüsezwiebel
2 große aromatische Äpfel
4 EL kaltgepreßtes Speiseöl
Saft von 1/2 Zitrone
1 – 2 Tassen körnig gekochter Reis
100 g geräucherter Rinderschinken
1 TL Curry
1/2 TL Zucker
schwarzer Pfeffer aus der Mühle
1 Glas Weißwein
6 hartgekochte Eier
1/2 Knoblauchzehe nach Geschmack
2 EL feingehackte Petersilie

Zubereitung:

Die Zwiebeln und die Äpfel schälen. Die Zwiebeln in kleine Würfel schneiden. Die Äpfel vom Kerngehäuse befreien und ebenfalls würfeln.
Die Zwiebelwürfel und die Hälfte der Apfelwürfel im heißen Öl unter Rühren kurz glasig dünsten und abkühlen lassen.
Die restlichen Apfelwürfel mit dem Zitronensaft beträufeln und zusammen mit dem Reis und dem gewürfelten Rinderschinken daruntermischen.
Curry, Zucker, Pfeffer und Weißwein verrühren und den Salat mit dieser Marinade übergießen.
Die Eier schälen. 5 Eier in Würfel schneiden und vorsichtig unter den Salat mischen.
Je nach Geschmack eine Schale mit der Knoblauchzehe ausreiben, den Salat hineinfüllen und zugedeckt 1 Stunde ziehen lassen.
Petersilie darüberstreuen und die Oberfläche mit Eivierteln oder Eiachteln garnieren.

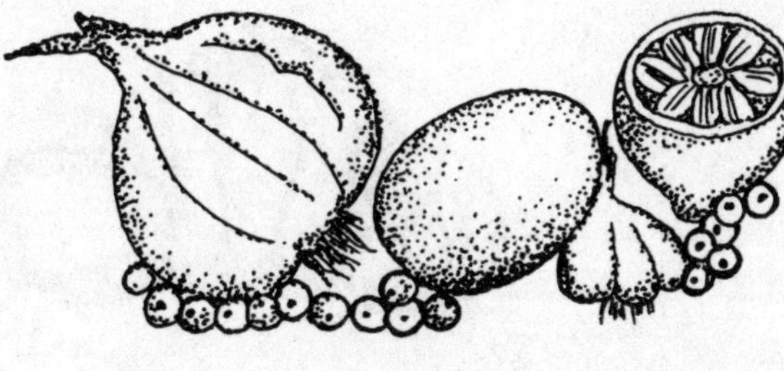

Bockwurstsalat

Zutaten:

4 Bockwürste vom Rind (statt vom Schwein)
1 großer Apfel
1 Zwiebel
1 grüne Paprikaschote
1 Gewürzgurke
2 Tomaten
1 hartgekochtes Ei

Marinade:

3 EL Essig
4 EL kaltgepreßtes Speiseöl
2 TL Senf
1 Prise Salz
1 Prise Zucker
schwarzer Pfeffer aus der Mühle

8 gefüllte Oliven
1 hartgekochtes Ei in Scheiben

Zubereitung:

Die Bockwürste, den geschälten und vom Kerngehäuse befreiten Apfel und die geschälte Zwiebel in Scheiben schneiden.
Die Paprikaschote waschen, von den Kernen befreien und in Streifen schneiden.
Die Gewürzgurke würfeln.
Die Tomaten waschen und achteln.
Das harte Ei schälen und fein hacken.
Alle Zutaten in eine Schüssel geben.
Die Zutaten für die Marinade verrühren und diese abschmekken. Über den Salat gießen und alles vorsichtig durchmischen.
1 Stunde ziehen lassen.
Den Salat vor dem Servieren mit den Oliven und Eischeiben zierlich garnieren.
Dazu deftiges Vollkornbrot mit Butter reichen.

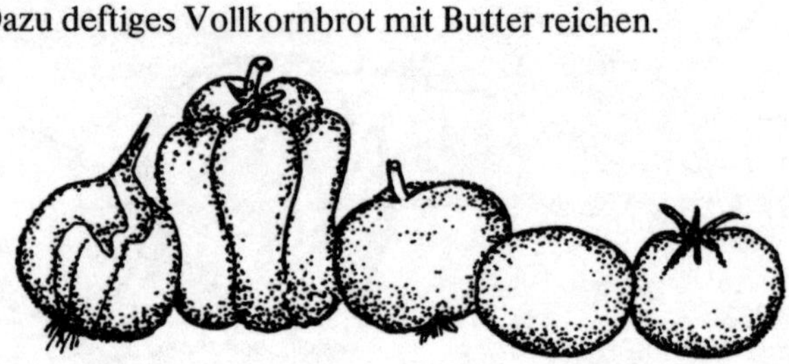

Wild braucht keinen Speck

Gebratene Rehkeule

Zutaten:

1 Rehkeule
1 1/2 l Buttermilch
Salz
einige Wacholderbeeren
schwarzer Pfeffer aus der Mühle
60 g Butter oder Butterschmalz
1 Becher Crème fraîche (200 g)
1 EL Stärkemehl

Zubereitung:

Die kalt abgewaschene Rehkeule 2 Tage vor der Mahlzeit in einem passenden Gefäß mit der Buttermilch übergießen und zugedeckt ziehen lassen. Während dieser Zeit das Fleisch mehrmals mit der Buttermilch beschöpfen.
Zum Braten das Fleisch aus dem Topf nehmen, abtrocknen und enthäuten. Die Keule mit Salz, zerdrückten Wacholderbeeren, Pfeffer und einem Teil des Fetts – vorher zerlassen – gut einreiben.
Das restliche Fett in eine Bratpfanne mit Deckel geben und die Keule mit der Fleischseite nach unten hineinlegen. Den Deckel so auflegen, daß die Pfanne nur zu drei Vierteln bedeckt ist.
Den Backofen des Elektroherds auf 200 °C vorheizen (Heißluftherd ohne Vorheizen 160 °C, Gasherd Stufe 4) und die Pfanne so hoch wie möglich in den Ofen schieben.
Nach 30 Minuten die Keule wenden und weitere 30 Minuten braten.
Dann 1/4 l kochendes Wasser dazugießen, den Brattopf schließen und die Keule etwa 60 Minuten garen. Mehrmals mit dem Bratensaft begießen, damit die Keule schön saftig wird.
10 Minuten vor Ende der Bratzeit Crème fraîche hinzugießen.
Die fertige Keule aus dem Topf nehmen und auf einer vorgewärmten Platte warm stellen.
Die Soße aufkochen und mit dem in kaltem Wasser angerührten Stärkemehl etwas andicken. Mit Salz und Pfeffer abschmecken. Wer will, kann auch Speisewürze dazugeben.
Die Keule im Ganzen oder vorher in Scheiben geschnitten servieren. Die Hälfte der Soße über das Fleisch gießen, die andere Hälfte getrennt dazu reichen.
Als Beilage kommen Kartoffelschnee, Spätzle oder andere Teigwaren, gebratene Apfelscheiben und Preiselbeerkompott in Frage.

Hasenröllchen

Zutaten:

4 Hasenfilets
Salz
schwarzer Pfeffer aus der Mühle
4 Scheiben Rinderrauchfleisch (statt Speck)
2 EL Pflanzenmargarine
1/4 l Fleischbrühe
1 EL Stärkemehl
1 Becher Crème fraîche (150 g)
1 Prise Zucker
2 EL gehackter Dill
1 Orange
1 kleines Glas entkernte Sauerkirschen

Zubereitung:

Die Hasenfilets waschen, abtrocknen, auf den Innenseiten salzen und pfeffern, mit je 1 Scheibe Rauchfleisch belegen und zusammenrollen. Mit Rouladenspießen oder Klammern befestigen.
Die Margarine in einem Topf erhitzen und die Hasenröllchen darin rundherum braun braten.
Mit der Fleischbrühe übergießen und im geschlossenen Topf 20 Minuten garen.
Das Stärkemehl mit der Crème fraîche verrühren, die Soße damit andicken und nach Belieben abschmecken. Die Soße getrennt reichen.
Die Orange schälen und in Spalten teilen.
Das Fleisch mit den Orangenspalten und den abgetropften Sauerkirschen umlegen.
Dazu Kartoffelpüree oder Nudeln servieren.

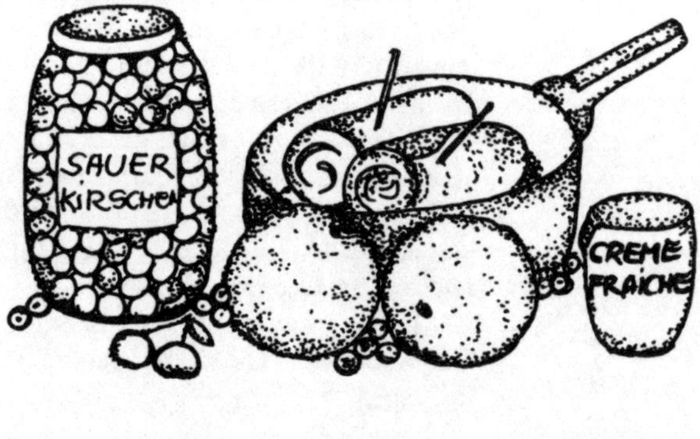

Gefüllte Hirschbrust

Zutaten:

1 kg Hirschbrust
1 1/2 l Buttermilch
Salz
schwarzer Pfeffer aus der Mühle
1 Möhre
1 Petersilienwurzel
1 kleine Stange Porree
1 Zwiebel
2 EL kaltgepreßtes Speiseöl
250 g Rinderhack
1 Ei
1/4 l Fleischbrühe
50 g Pflanzenmargarine
1 Becher Crème fraîche (200 g)
2 EL Paniermehl
1 EL Speisestärke

Zubereitung:

Die Hirschbrust 3 Tage vor der Mahlzeit waschen, in die Buttermilch legen und ziehen lassen. In der Zwischenzeit die nicht bedeckte Oberfläche einige Male beschöpfen.

Am Zubereitungstag das Fleisch aus der Buttermilch nehmen, abspülen, abtrocknen und mit einem scharfen Messer eine Tasche ins Fleisch schneiden. Innen und außen mit Salz und Pfeffer würzen.

Möhre, Petersilienwurzel, Porree und Zwiebel waschen, putzen und in feine Würfel schneiden.

Das Öl erhitzen, die Gemüse darin anrösten und abkühlen lassen.

Die Masse mit dem Hackfleisch und dem Ei verkneten und mit Salz und Pfeffer würzig abschmecken.

Die Hackfleischmasse in die Fleischtasche füllen und diese mit Baumwollgarn zunähen.

Die Fleischbrühe in einem Topf erhitzen, das Fleisch hineinlegen und zugedeckt reichlich 1 Stunde garen.

Das Fleisch herausnehmen, abtropfen lassen und mit heißer Margarine bestreichen. In eine Bratpfanne legen und unbedeckt auf der 2. Schiebeleiste von unten in dem auf 200 °C vorgeheizten Backofen (Heißluftherd ohne Vorheizen 160 °C, Gasherd Stufe 4) 1 Stunde braten. Während dieser Zeit einmal umwenden und einige Male mit der Kochflüssigkeit übergießen.

2 Eßlöffel Crème fraîche mit dem Paniermehl verrühren und gegen Ende der Bratzeit das Fleisch damit bestreichen.
So lange braten, bis alles goldbraun ist.
Den Braten herausnehmen und auf eine vorgewärmte Platte legen.
Die restliche Crème fraîche mit der Speisestärke verrühren und die Soße damit andicken. Mit Salz und Pfeffer abschmekken. Die Soße getrennt reichen.
Dazu Salzkartoffeln und frischen Salat servieren.

Gebratener Fasan

Seit Generationen wird die Mär durch die Küchen getragen, der Fasan müsse zum Braten mit Speckscheiben bedeckt oder umwickelt werden. Das hat zur Folge, daß das zarte Fasanenfleisch viel zu stark nach Speck schmeckt und seinen Eigengeschmack nicht entfalten kann. Spitzenköche sind von dieser barbarischen Praxis längst abgegangen. Da Sie auf Speck ohnehin verzichten, können Sie den Fasan mit allen Vorzügen seines speziellen Aromas genießen.

Zutaten:

1 junger Fasan, küchenfertig vorbereitet
Salz
schwarzer Pfeffer aus der Mühle
30 g Butter
50 g Pflanzenmargarine
1/4 l Fleischbrühe
1 Becher saure Sahne (200 g)
2 TL Speisestärke

Zubereitung:

Den Fasan kalt abwaschen und gut abtrocknen. Ringsherum mit Salz und Pfeffer einreiben.
Die Butter erhitzen und den ganzen Fasan damit bepinseln.
Die Margarine in einer Pfanne schmelzen lassen, den Fasan hineinlegen und in dem auf 180 °C vorgeheizten Backofen des Elektroherds (Heißluftherd ohne Vorheizen 140 °C, Gasherd Stufe 3 – 4) auf der 2. Schiebeleiste von unten 60 Minuten braten.
In dieser Zeit den Fasan zum Bräunen mehrmals wenden.
Nach und nach die erhitzte Fleischbrühe dazugeben und den Fasan mit der Flüssigkeit mehrmals begießen. Das ist wichtig, damit er während des Bratens nicht austrocknet und saftig wird.

Den fertig gegarten Fasan auf einer vorgewärmten Platte warm stellen.
Die saure Sahne und Speisestärke verrühren und die Bratflüssigkeit damit andicken. Nach Belieben abschmecken.
2–3 Eßlöffel der Soße über den Fasan geben, den Rest getrennt reichen.
Zu Fasan (beinahe) immer Kartoffelpüree und Wein- oder Ananassauerkraut servieren.

Tips für Beilagen

Rotkohl

Zutaten:

1 kleiner Kopf Rotkohl (ca. 750 g)
50 g reines Gänse- oder Entenschmalz
Salz
4 Nelken
250 g Äpfel
6 EL Weinessig
3 EL Zucker

Zubereitung:

Den Rotkohl putzen, waschen und gut abtropfen lassen. In feine Streifen schneiden.
Das Schmalz in einem Topf schmelzen lassen und den Rotkohl hineingeben.
Mit Salz und Nelken würzen und unter Rühren andünsten.
1/8 l Wasser hinzufügen und in 30 Minuten halb gar kochen.
Die Äpfel schälen, von Blüte, Stiel und Kerngehäuse befreien und in Würfel schneiden. Zum Rotkohl geben, mit Essig und Zucker abschmecken und kochen lassen, bis der Rotkohl gar ist.

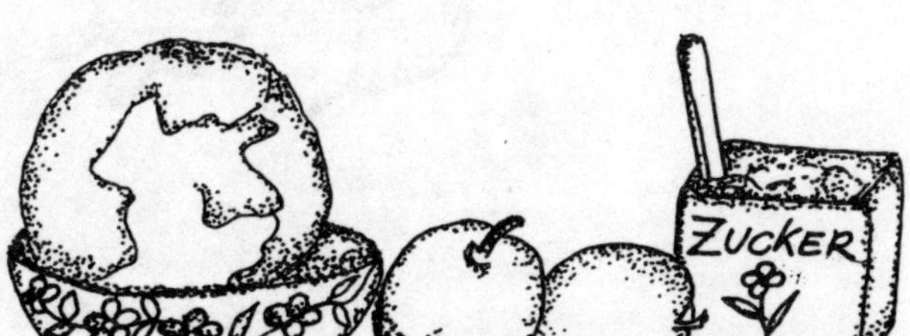

Pilze

Zutaten:

500 g frische Waldpilze (Pfifferlinge, Steinpilze, Maronenröhrlinge)
1 große Zwiebel
30 g Butter oder Margarine
100 g geräuchertes Rindfleisch (Rinderschinken)
Salz, schwarzer Pfeffer aus der Mühle
4 EL Crème fraîche oder saure Sahne
2 TL Speisestärke
4 EL feingehackte Petersilie

Zubereitung:

Die Pilze putzen, waschen und in Scheiben schneiden.
Die Zwiebel schälen, würfeln und im heißen Fett glasig dünsten.
Die Pilze und den gewürfelten Schinken dazugeben, mit Salz und Pfeffer würzen und durchrühren.
Im geschlossenen Topf 10 Minuten dünsten.
Die Crème fraîche mit der Speisestärke verrühren und den Pilzsaft damit andicken.
Vor dem Anrichten die Pilze mit Petersilie überstreuen.
Dazu Pellkartoffeln, Kartoffelpüree oder Semmelknödel servieren.

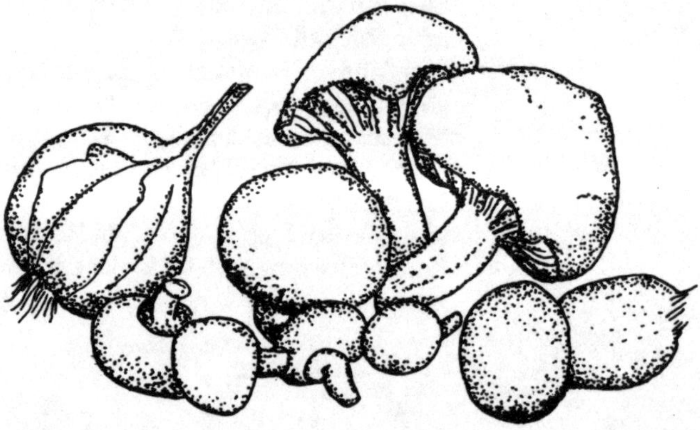

Mit Überlegung essen

Fragwürdiges Kantinenessen

Schön und gut, mag hier mancher denken, der sich von der Notwendigkeit eines Verzichts auf Schweinefleisch hat überzeugen lassen. Aber was helfen noch so verlockende Rezepte, wenn häufig (oder gar ausschließlich) im Restaurant, in der Kantine gegessen werden muß?

Notwendigkeit prüfen

Zuerst sollten Sie einmal ganz nüchtern überprüfen, ob es wirklich notwendig ist, daß Sie sich mehr oder weniger gut (das betrifft nicht nur den Anteil des Schweinernen!) gemeinschaftlicher Mahlzeiten bedienen. Oft entspringt der Drang zum Kantinenessen lediglich der Bequemlichkeit, dem Hang zur mittäglichen Geselligkeit oder der Absicht, ein paar Pfennige zu sparen. Vielfach kann auf solches relativ auswahlloses Essen ohne Einblick in die Zutaten verzichtet werden. Das ist eine Sache der Disposition. Beispielsweise, indem die Hauptmahlzeit auf den Abend ins Haus verlegt wird. Oder indem dort gegessen wird, wo Auswahl und Angebot reichhaltiger sind als bei der gemeinsamen Abfütterung. Lassen Sie sich auch dadurch nicht beeinflussen, daß man Ihnen vorwirft, Sie verschmähten die betriebliche Mahlzeit, weil Sie sich als etwas „Besseres“ fühlten. Da genügt der Hinweis auf ärztliche Anweisungen, denen Sie sich – natürlich notgedrungen – beugen müßten.

Tips für Restaurantesser

Mißtrauisch sein

Wo immer Sie abseits Ihrer häuslichen Küche, deren Zutaten Sie kennen und selbst bestimmen können, speisen müssen, seien Sie denkbar mißtrauisch. Schwein in jeglicher Form wird

Schwein wird fast überall verwendet

– meist aus Kostengründen – für zahllose Gerichte verwendet, bei denen Sie das nicht ahnen oder annehmen können: Zum Rumpsteak – vom Rind, versteht sich – werden Zwiebeln, in Schweineschmalz geröstet, serviert. Die Tomatensuppe duftet ebenso nach Tomaten wie nach gebratenem Speck. Gemüse (wie grüne Bohnen, Rosenkohl, Rotkohl oder Pilze) wird fast überall mit Speck oder Schweineschmalz angereichert – Ausnahme: vegetarische Restaurants. Einen Eintopf von Erbsen, Linsen, weißen Bohnen, Kartoffeln ohne Schweinefleischbeilage oder Schweinefett im Restaurant (oder gar im Imbißkiosk) zu verzehren, ist beinahe ausgeschlossen. Bratkartoffeln erhalten ihr Fett in vielen Gegenden automatisch von Speck und Schmalz. Die Beispiele ließen sich fortsetzen.

Dennoch können Sie auch im Restaurant Ihre gewohnte schweinefleischfreie Nahrung genießen. Das setzt voraus:

Genaues Studium der Speisekarte

- Ein genaues Studium der Speisekarte. Das beginnt bei den Fleischspeisen, die die Art des verwendeten Fleischs nicht erwähnen – vom ominösen Schnitzel über die Leber bis zum Hacksteak, unter welchem Namen es auch auf der Karte auftaucht. Da ist die Vorspeise in Form von Pasteten (deren Schweinegehalt grundsätzlich unterschlagen wird) oder der Schinken bei der Melone, es reicht vom Fleischsalat bis zum undefinierbaren Ragout.

Kellner fragen

- Überall dort, wo das von Ihnen bevorzugte Gericht Bedenken aufkommen läßt, fragen Sie den Kellner. Er weiß zwar auch selten Bescheid, aber lassen Sie keinen Zweifel daran, daß Sie auf eine zuverlässige Antwort Wert legen, und lassen Sie ihn gegebenenfalls in der Küche nachfragen. Wenn Sie dabei erwähnen, daß Sie bereits nach den ersten Bissen vom Schwein eine Gallenkolik zu befürchten hätten und damit den Wirt belästigen und schadenersatzpflichtig machen würden, wird selbst bequemes Bedienungspersonal vorsichtig.

Genaue Vorschriften mitgeben

- Fügen Sie Ihrer Bestellung genaue Vorschriften hinzu: „Aber nur in Butter gebraten“ oder „Ohne jede Beilage von Schinken“ oder „Ausschließlich von reinem Rindfleisch ohne Schwein“. Sagen Sie das mit Nachdruck! Das ist Ihr Recht als Gast und Kunde, und dafür bezahlen Sie ja. Sie können auch darauf hinweisen, daß Sie Mehrkosten – bei Butter statt Schmalz und ähnlichem – tragen; erfahrungsgemäß wird das nie angerechnet.

Den Ober zum Verbündeten machen

- Wenn trotzdem eine Panne passiert ist, machen Sie den Ober zu Ihrem Verbündeten, und schicken Sie ihn mit dem falschen Gericht in die Küche zurück. „Ich weiß, daß Sie nichts dafür können. Die Küche muß sich geirrt haben."

Auf Butter bestehen

- Dort, wo vor dem Essen Brot gereicht und statt Butter Schmalz dazu angeboten wird, bestehen Sie auf Butter. Heikel ist manchmal auch das „Amuse-geulle", der gratis servierte Magenöffner, dem Sie seine Zusammensetzung nicht ansehen. Die Scheibe Gänseleberparfait mag noch so lecker aussehen – sie enthält bestimmt Schwein. Wandeln Sie die alte Redensart ab, indem Sie sich sagen: „Auch wenn der Wirt was schenkt, lieber nicht den Magen verrenkt."

Im Urlaub

- Meiden Sie die Lokale, in denen man Sie nicht sachverständig berät und informiert oder gar zu täuschen versucht. Was einmal geschehen ist, wird sich wiederholen. Wenn Sie – wie im Urlaub – über mehrere Tage Eßgast sind, verständigen Sie am 1. Tag Bedienung und Küche, daß man Ihnen nichts von und mit Schwein servieren darf. Auch hier darf der Hinweis auf die ärztliche Anordnung, der Sie Folge leisten müssen, nicht fehlen.

Im Ausland

- Wenn Sie ins Ausland fahren – beruflich oder in Ferien – und die fremde Sprache nicht perfekt beherrschen, bereiten Sie einen Zettel vor, der Ihren Diätwunsch „Nichts vom Schwein" in der jeweiligen Sprache verzeichnet. Geben Sie ihn dem Ober, lassen Sie ihn in der Küche präsentieren. Leider wird selbst in den islamischen Ländern, die eigentlich schweinefleischfrei kochen, heute für die europäischen Gäste auch Schweinernes serviert. Seien Sie also auch hier vorsichtig und – auf alles gefaßt.

Nicht beeinflussen lassen

- Lassen Sie sich nirgends von dem Geschwätz „Es ist nur ganz wenig" oder „Diese Kleinigkeit spielt wirklich keine Rolle" beeinflussen. Fragen Sie, ob der Kellner, der Sie für dumm verkaufen will, bereit wäre, 1 Gramm Zyankali, Arsen oder Strychnin zu essen. Besonders drastisch wirkt es, wenn Sie eine beliebige Pille hervorziehen und sie als angebliches Gift dem Ober anbieten. „Wenn Sie als Ober mir etwas anbieten, das für mich giftig ist, dann können Sie ja auch eine Giftpille essen, die ich Ihnen gebe." Im übrigen kommt es auf den dramatischen Effekt an.

Trinkgeld

- Zeigen Sie sich dem Bedienungspersonal, das Ihre Fragen zuverlässig beantwortet und Ihre Wünsche genau befolgt, beim Trinkgeld etwas großzügiger als sonst. Sie werden das nächste Mal noch gewissenhafter bedient, und auch andere, die ähnliche Wünsche aussprechen, werden davon profitieren.
- Wenn aber das Personal störrisch ist oder die Küche Ihre

Den Wirt rufen

Aufträge nicht ausführt, bleibt nichts anderes übrig, als den Wirt oder Geschäftsführer zu rufen. Dann können Sie zwar vom Regen in die Traufe kommen. Bleiben Sie dabei ruhig, und schildern Sie ihm das Versagen sachlich und präzis. Unterstreichen Sie Ihre medizinischen Motive, und schlagen Sie – bei Meinungsverschiedenheiten – vor, das fragliche Gericht von der Lebensmittelaufsicht untersuchen zu lassen. Packen Sie aber, falls es notwendig wird, Ihre Probe selbst ein, damit nicht in der Küche ein Austausch vorgenommen wird, der Sie ins Unrecht setzt. Dennoch sollte die Androhung der Lebensmittelanalyse wirklich nur das allerletzte Mittel sein, Ihr Recht durchzusetzen. Die klügste

Lokale meiden

Entscheidung ist, das mißliebige Lokal zu meiden und auch im Bekanntenkreis davor zu warnen.

Das mag alles sehr alarmierend und umständlich klingen. Bewußt wurden hier auch Extremfälle angeführt. In meiner nun 30jährigen Praxis des Verzichts auf Schweinefleisch und bei einem berufsbedingten häufigen Restaurantbesuch im In-

Gute Erfahrungen des Autors

und Ausland habe ich ganz überwiegend gute Erfahrungen gemacht und viel Verständnis und Bereitschaft bei Bedienung, Küche und Gastronomen gefunden. Das liegt nicht zuletzt auch daran, daß in den letzten Jahren das Verständnis für Diät weithin zugenommen hat und immer mehr Gaststät-

Diätgerichte

ten Diätgerichte anbieten.

Allerdings: Diät im Sinne herkömmlicher Gastronomie bedeutet beispielsweise Salzarmut, sparsame Fettverwendung, Verzicht auf blähende Gerichte und anderes, aber nicht unbedingt Freiheit von Schweinefleisch und -fett. Also muß eine Diät-Speisekarte mit Vorsicht betrachtet werden.

Hotelfrühstück

Auch das herkömmliche Hotelfrühstück, das über Brötchen und Marmelade hinausgeht, wird Ihnen mit Wurst, Schinken und Schmalz serviert. Lassen Sie sich statt der Wurst Käse geben, oder entscheiden Sie sich statt des Schinkens für ein Ei. Das auch bei uns immer beliebter werdende Frühstücksbüfett ist die ideale Lösung: An ihm trifft man selbst die Wahl, obwohl das überreiche Angebot an Schweinernem nicht immer durch gleichwertige andere Möglichkeiten ausgeglichen wird.

In guten Restaurants wird zum Menü vorher Brot/Brötchen mit Butter angeboten. Diese Butter wird in manchen Lokalen

Kein Schmalz essen

der Originalität halber durch – Schmalz ersetzt. Achten Sie darauf, und verlangen Sie Butter!

Wenn Sie im Urlaub für einen Ausflug oder eine Wanderung

Lunchpaket

anstatt Ihrer Pensionsmahlzeit ein „Lunchpaket“ anfordern,

weisen Sie rechtzeitig auf Ihre Ansprüche hin, damit Sie nicht unterwegs bekümmert auf ein Wurst- oder Schinken-Festival stoßen, das man dem Beutel vorher nicht ansah. Da diese Lunchbeutel häufig in größerer Zahl zurechtgemacht werden, sollten Sie Ihren Wunsch „Aber nichts vom Schwein“ sehr nachdrücklich, am besten sogar schriftlich äußern, damit er auch in der Küche ankommt.

Bei privaten Einladungen vorsorgen

Dort, wo Sie Ihre Mahlzeit bezahlen, haben Sie Anspruch darauf, daß man sich nach Ihnen richtet. Weit heikler ist es aber dort, wo Sie eingeladen sind.
Wenn Ihre Bekannten und Verwandten Ihren Verzicht auf Schweinefleisch kennen, gibt es keine Probleme. Darüber hinaus aber können Sie hier oder dort eine unangenehme Überraschung erleben. Nichts ist schließlich peinlicher, als einer gastlich liebenswürdigen Hausfrau sagen zu müssen, daß Sie von dem leckeren Schweinebraten, von der üppigen Schinkenplatte keinen Bissen essen können – nicht einmal Kartoffeln mit Soße, da die Schweinebratensoße natürlich auch nicht bekömmlich ist.
Wer einmal eine solche oder ähnliche Erfahrung gemacht hat, zieht daraus eine Lehre.

Vorher dem Gastgeber sagen

Bei jeder Einladung zu Familien, die unsere Schweineablehnung nicht kennen, sage ich das im voraus. Ich begründe es mit gesundheitlichen Vorschriften, die wir strikt einhalten müssen und für die eigentlich jeder Verständnis hat. So bürden wir zwar der Gastgeberin die manchmal problematische Entscheidung auf, was sie statt des Schweinegerichts vorsetzen soll. Aber wir können unseren Besuch ohne Sorge vor dem Speiseangebot machen, und die Hausfrau wird vor dem Schock bewahrt, daß wir ihre gutgemeinte Mahlzeit ablehnen müssen.

Kleine Mühe – großer Nutzen

Vielleicht erscheint dem einen oder anderen die Mühe, die mit dem Beharren auf schweinefleischfreier Ernährung verbunden ist, zu lästig. Hauptsache, mag er denken, ich verzichte am häuslichen Eßtisch auf Schwein. Aber unterwegs, im Restaurant oder bei Einladungen, lasse ich drei gerade sein. Das bißchen Schwein da oder dort wird mir schon nicht schaden. Diese Rechnung geht – leider – nicht auf.

Konsequent bleiben

Wer grundsätzlich schweinefleischfrei lebt, wird die peinliche Erfahrung machen, daß bereits eine kleine Gabe schweinischer Nahrung eine Reaktion hervorruft. Im harmlosen Fall eine beschleunigte Verdauung, mit der die giftige Zutat den Körper wieder verläßt. Lästiger ist es schon, wenn Pickel, Mitesser und andere Akneanzeichen im Gesicht auftauchen, die den Teint beeinträchtigen. Wirklich alarmierend wird es, wenn durch einen unbeabsichtigten oder unerkannten Schweinefleischgenuß über den Locus minoris resistentiae eine Krankheit ausgelöst oder verschlimmert wird. In allen Fällen wird deutlich, daß Schwein in jeglicher Form eben keine Nahrung wie jede andere ist, sondern sich mit einer giftartigen Einwirkung auf den Körper verbindet.

Törichte Meinung

Wer über solche Probleme und Auswirkungen spricht, hört gewöhnlich die überaus törichte Meinung, daß jemand, der unbeirrt von allen gesundheitlichen Ratschlägen nach wie vor sein Schweinernes ißt, eigentlich besser dran ist. Er sei an Schwein gewöhnt, zeige bei dessen Verzehr (außer vielleicht im Übermaß) keine Reaktionen, wie sie eben geschildert wurden, und brauche sich nirgendwo vorzusehen. Diese Logik erinnert ein wenig an den Mann, der ein Bein verliert und es als Gewinn ansieht, daß er sich nun diesen Fuß nicht mehr waschen und die Zehennägel nicht mehr schneiden müsse. Denn daß die ständige Vergiftung durch Schwein mit den ausführlich geschilderten gesundheitlichen Schädigungen eine „Immunität“ bei weiterer Zufuhr von Schweinefleischgift bewirkt, ist eher erschreckend als beruhigend. Die scheinbare problemlose Bewältigung ist mit einer Anhäufung und Ablagerung von Schadstoffen verbunden, die den Organismus früher oder später krank machen werden. Es ist also nicht einmal ein schwacher Trost, daß jemand, der ständig zu viel schweinefleischbestimmtes Cholesterin zu sich nimmt, eine kleine Dosis ohne Reaktion verkraftet.

Der Vergleich mit einem Eimer, in den Wasser fließt, bietet sich an. Er nimmt das Wasser mühelos auf, bis der Eimerrand erreicht ist und das Wasser überfließt. So wird auch der Schweinefleischesser – früher oder später – den Punkt erreicht haben, an dem sein Körper nicht meht mitmacht. Daß die nun entstandene Krankheit ursächlich auf die Schweinefleischkost zurückgeht, wird er weder begreifen noch wahrhaben wollen. Denn: Bisher ist ihm Schwein noch immer bekommen!

Sie können daher dankbar sein, wenn Ihr Körper so sensibilisiert ist, daß er die Zufuhr von Sutoxinen (Schweinefleischgiften) nicht länger über sich ergehen läßt.

Immer auf mögliches Schweinernes achten

Nehmen Sie also – das ist die Quintessenz – die kleine Mühe auf sich, überall sorgfältig darauf zu achten, daß Sie von Schwein, in welcher Form auch immer, verschont bleiben. Scheuen Sie sich nicht, zu fragen, hinzuweisen, abzulehnen. Das ist immer noch einfacher und bequemer, als mit späteren gesundheitlichen Schäden fertig zu werden. Bei Ihrem Wagen achten Sie ja auch darauf, daß er durch schlechtes Öl keinen Schaden erleidet. Sollte es wirklich für Ihren Körper weniger wichtig sein?!

Ist Essen ohne Schwein zu teuer?

In vielen Berechnungen der Haushaltskosten stellt Fleisch einen wichtigen Punkt dar. Wann und wie oft kann man sich Fleisch leisten? Da auch in der Küche kurzerhand Fleisch mit Fleisch gleichgesetzt wird, fällt die Entscheidung beim Einkauf gewöhnlich für Schweinefleisch. Es gäbe Kraft, behauptet kühn die Fleischwerbung, so daß niemand ein schlechtes Gewissen haben muß, sich für dieses billigste Fleisch zu entscheiden. Lieber öfter einmal Fleisch, das billig ist, als seltener das teurere Rind- oder Kalbfleisch. So rechnen viele.
Daher steht der Ablehnung von Schweinefleisch immer wieder die Behauptung gegenüber, der Kosten wegen könne der Haushalt nicht darauf verzichten. Ohne Schweinefleisch müßten die Lebenshaltungskosten unerschwinglich steigen. „Das können wir uns nicht leisten."

Geld für andere Ausgaben

Blickt man freilich hinter die Kulissen, dann ergibt sich, daß der gleiche Haushalt, der sich ganz oder überwiegend für Schweinefleisch entscheidet, für andere Ausgaben durchaus Geld zur Verfügung hat: etwa für Zigaretten, für Bier und Wein, für Süßigkeiten, für Geschenke und natürlich für die Urlaubsreise ins Ausland. Würde man auf diesem Sektor die eine oder andere Ausgabe streichen oder ein wenig reduzieren, ließe sich auf Schwein durchaus verzichten.
Sparsamkeit beginnt für allzu viele Haushaltsetats ausgerechnet beim wichtigsten Posten für die Gesundheit: bei einer guten Ernährung. „Gut" nicht im Sinne von reichlich oder aufwendig, sondern in bezug auf die Qualität. So werden – wie jeder tagtäglich beobachten kann – die meisten Waren nicht nach der Güte, sondern ausschließlich nach dem Preis gekauft.

Preis nur in Verbindung mit gesundheitlicher Qualität

Selbstverständlich spielt der Preis eine wichtige Rolle. Aber er darf nur in enger Verbindung mit der gesundheitlichen Qualität gesehen werden. So ist denn – um ein Beispiel zu nennen – die billigste Margarine eben nicht aus hochwertigen Ölfrüchten, kalt gepreßt, entstanden, sondern aus weniger wertvollen Rohstoffen. Das schmeckt man nicht nur, sondern das mindert auch ihren Wert für die Ernährung.

Höherer Preis keine Garantie für bessere Qualität

Gewiß ist der höhere Preis eines Nahrungsmittels noch keine Garantie für eine bessere, gesündere Qualität. Aber ebenso erscheint es wenig wahrscheinlich, daß die von geschäftstüchtigen Händlern angepriesenen Niedrigstpreise unter dem Gesichtspunkt höchsten gesundheitlichen Wertes kalkuliert wurden. Wo „billig" der alleinige Maßstab ist, tritt die Qualität in den Hintergrund.

Das gilt in besonderem Maße für die Entscheidung für oder gegen Schweinefleisch. Es wäre töricht, zu leugnen, daß Schwein in vielen Variationen zu – beinahe – Spottpreisen angeboten wird. Dazu kommt, daß Supermärkte und Discountläden ganz besonders mit billigen Schweinefleischpreisen locken.

Allerdings hat auch Rindfleisch an Preiswürdigkeit gewonnen. Beim vielseitig verwendbaren Hackfleisch sieht das Verhältnis zwischen reinem Rinderhack und gemischtem Hack (halb Rind, halb Schwein) so aus, daß letzteres 20 – 30 % billiger zu haben ist.

Hochwertiges Fleisch kostet mehr als Massenware

Hochwertiges Fleisch, von welchem Tier auch immer, kostet mehr als Durchschnitts- oder Massenware, auch wenn vielen Käufern der Unterschied gar nicht bewußt ist. Es ist schon etwas mehr Geld wert, anstelle eines „frischen" und nach dem Braten zähen Rumpsteaks ein gut abgehangenes, saftig-mürbes Steak zu essen. Dann ist nämlich das zähe Rumpsteak trotz seines billigen Preises zu teuer. Ähnlich sieht es beim Vergleich zwischen Schweine- und Rindfleisch aus. Wer das auf den ersten Blick etwas billigere Schwein kauft, zahlt die Preisdifferenz zum etwas teureren Rindfleisch letzten Endes mit seiner Gesundheit und seinem Wohlbefinden.

Preisvergleiche

Nutzen Sie die Sonderangebote, um auch Rindfleisch (oder Kalb, Hammel usw.) preisgünstig einzukaufen. Vergleichen Sie in den von Ihnen bevorzugten Geschäften die Preise von Schwein auch mit denen von Poularden oder Brathähnchen. Beziehen Sie auch Fisch mit in Ihre Überlegungen ein.

Wenn Sie unter solchen Gesichtspunkten flexibel einkaufen und kochen und nicht blindlings zum Schwein greifen, werden Sie nach einiger Praxis feststellen, daß Sie auch ohne Schwein preisgünstig kochen können und Ihren Etat nicht oder nur minimal anheben müssen.

Hier gibt es alles ohne Schwein!

Als vor 30–40 Jahren die ersten Erkenntnisse über die Nachteile des Schweinefleischs bekannt wurden, hatten es die Anhänger einer schweinefleischlosen Ernährung nicht ganz leicht. Zwar war es kein Problem, statt Schweinefleisch andere Fleischarten auf den Tisch zu bringen, aber Wurst, die ohne Schweinefleisch hergestellt war, gab es auf dem Markt nicht. Noch 1955 konnte man in einem Buch zu diesem Thema lesen, daß eine Wurst ohne Schweinefleisch „nicht existiert". Das hat sich gründlich geändert. Zunächst einmal begannen Metzger, die aus religiösen Gründen (Adventisten) Schweinefleisch ablehnten, für ihre Glaubensfreunde Wurstwaren ohne Schweinefleisch zu entwickeln. Die lange Zeit verbreitete Meinung, nur mit Schweinefleisch und -fett könne eine ordentliche, auch streichfähige Wurst hergestellt werden, wurde widerlegt. Inzwischen haben fast überall einzelne Metzger auch die Herstellung von schweinefleischfreier

Rindfleischwurst

Wurst, oft als Rindfleischwurst bezeichnet, aufgenommen, ebenso einige Supermärkte. Es handelt sich offenbar um einen wachsenden Markt, der zugleich deutlich macht, daß die Nachfrage nach Wurst ohne Schwein Ausdruck einer um sich greifenden Enthaltung von Schweinefleisch ist.

Vor allem aber haben sich schon seit Jahrzehnten mehrere

Spezialmetzgereien

Spezialmetzgereien entwickelt, die sich ausschließlich auf die Herstellung und das Angebot schweinefleischfreier Wurst konzentrieren. Bei jeder dieser Firmen, die ihre Erzeugnisse auf Bestellung versenden, finden Sie eine reichhaltige Auswahl aller herkömmlichen Wurstsorten – aber mit der Garantie, daß in ihrer Wurst kein Schweinefleisch, Schweinefett oder andere vom Schwein stammende Substanzen enthalten sind.

Die wichtigsten dieser Hersteller sind:

- Landmetzgerei Richard Böckle GmbH, Hochvogelweg 6, 8969 Probstried bei Kempten im Allgäu;
  Telefon 08374/8319

- Fleischerei Bruno Fischer, Taunusstraße 13/14, 5000 Köln 91; Telefon 0221/83 10 71
- Spezialfleischerei H. J. Husen, Schneeren, Bolsehler Straße 23, 3057 Neustadt am Rübenberge 1; Telefon 05036/385
- Mali Wurstwaren, bts Dr. Bronnold GmbH, Postfach 167, 7000 Stuttgart 1 (eine auf 10 Sorten begrenzte Auswahl)

Der herkömmlichen Wurst im Geschmack überlegen

Wer zum ersten Mal diese qualitativ hochwertige Wurst von Rind oder Kalb bestellt, wird nicht nur entdecken, daß auch ohne Schwein ausgezeichnete Wurst entsteht, sondern daß sie der herkömmlichen Wurst nicht selten im Geschmack überlegen ist. Auch Würstchen aller Art, Leberkäse, Fleischkäse oder Corned beef gehören zum Angebot dieser Firmen.
Die als Zusammenschluß von bäuerlichen Betrieben unter dem Demeter-Zeichen (biologisch-dynamisch) arbeitende Firma FUTURA bietet eine begrenzte Zahl von schweinefleischfreien Wurstsorten (Salami, Bratwurst) und Fleischkäse an (Pfarrstraße 38, 7066 Hohengehren).
Von der Fa. Wilhelm Egle GmbH, Hauptstraße 47, 7914 Pfaffenhofen, kann man Wurst in Dosen beziehen, die nicht nur schweinefleischfrei ist, sondern bei der tierische Fette durch Distelöl ersetzt wurden.

Reichhaltiges Angebot in Reformhäusern

Wer nach seinem Verzicht auf Schwein Wurst grundsätzlich aus seinem Speisezettel streichen will, findet in den Reformhäusern ein reichhaltiges Angebot von fleischfreien Brotaufstrichen, von Würstchen auf Sojabasis oder anderen vegetarischen Gerichten. Sie sind manchmal so schmackhaft, daß auch sie als Alternative für die unerwünschte Schweinefleischwurst in Erwägung gezogen werden können.
Jedenfalls: Wer sich heute für schweinefleischfreie Ernährung entscheidet, braucht keinerlei Sorge zu haben, daß er auf das herkömmliche Wurstbrot, die knackigen Brühwürstchen oder die appetitlichen Grill- und Bratwürstchen verzichten muß. Es steht eine solch breite Palette von Wurst aller Art zur Verfügung, daß der Speiseplan dadurch weit abwechslungsreicher wird als bisher.

Ein Entschluß, der Ihr Leben verbessert

Gesundheit ist ohne richtige Ernährung nicht denkbar. Das ist die wichtigste medizinische Erkenntnis unseres Jahrhunderts. Leicht zu verwirklichende Praktiken, wie die Bevorzugung vitaminhaltiger und ballaststoffreicher Nahrung, die Begrenzung des Fettverzehrs und der möglichst vollständige Verzicht auf Genußgifte, insbesondere Nikotin, sind heute beinahe jedermann bekannt. Dagegen fehlt der breiten Öffentlichkeit noch immer das Wissen von den gesundheitlichen Nachteilen des Schweinefleischs.

Unkenntnis über gesundheitliche Nachteile des Schweinefleischs

Die tagtägliche Gefährdung der Gesundheit durch die übliche, schweinefleischreiche Nahrung wird gern nicht berücksichtigt, dagegen glaubt mancher, in Radioaktivität oder Pestiziden wesentliche Faktoren für gesundheitliche Schädigungen zu sehen. Die offensichtlichen und jedem erkennbaren frühzeitigen Krankheits- und Todesfolgen von Übergewicht – wie es fast ausschließlich auf den Genuß von Schweinefleisch und -fett zurückzuführen ist – werden nicht beachtet. Viele Menschen stellen sich nicht nur aus Unwissenheit, sondern aus Trägheit und überlieferter Gewohnheit blind gegenüber den Gefahren, die vom Schweinefleisch ausgehen. Werden sie darauf hingewiesen, und können sie sich den Argumenten nicht verschließen, so zögern sie, ihr Wissen in die Praxis umzusetzen und ihre Ernährung konsequent und kompromißlos umzustellen.

Trägheit und überlieferte Gewohnheit

Begehen Sie diesen Fehler nicht! Sie haben in diesem Buch erfahren, wie nachteilig sich eine Ernährung mit Schweinefleisch und seinen Nebenprodukten auswirkt. Schieben Sie die einzige Entscheidung, die sich daraus für einen gesundheitsbewußten Menschen ergeben muß, nicht auf. Entschließen Sie sich ohne jedes Zögern, Ihr Leben durch die Abkehr von Schweinefleisch zu verbessern, Ihr Wohlbefinden zu heben, diese oder jene Krankheit zu vermeiden oder wenigstens in ihren Folgen zu mildern.

Entscheiden Sie sich sofort!

Es wird nur wenige Monate dauern, bis Ihnen die neue Lebens- und Ernährungsweise selbstverständlich geworden ist und Sie ihre Vorzüge spüren – am eigenen Leib und im Bereich Ihrer Familie. Fassen Sie den dazu notwendigen Entschluß sofort, um künftig ohne Schweinefleisch gesünder zu leben!

Register

(Die kursiv gesetzten Stichwörter sind Rezepte für schweinefleischfreie Gerichte)

Gesundheit für alle

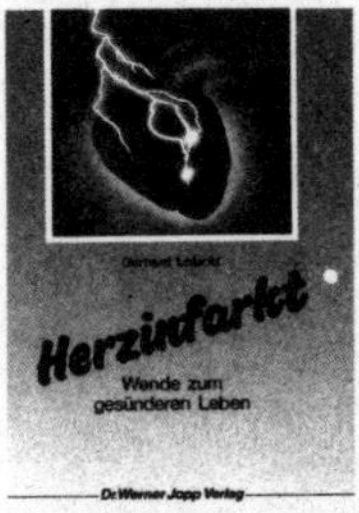

Herzinfarkt – Wende zum gesünderen Leben

von Gerhard Leibold, 111 Seiten, 4 Zeichnungen, kartoniert,
14,8 x 21 cm, 1988
ISBN 3-926955-01-5 *DM 14,80*

Das Buch enthält Konzepte zur Infarktvorsorge und zur Nachsorge nach einem überstandenen Infarkt. Risikofaktoren, Frühwarnzeichen und Spätfolgen werden beschrieben. Ausführlicher Test, ob man selbst infarktgefährdet ist.

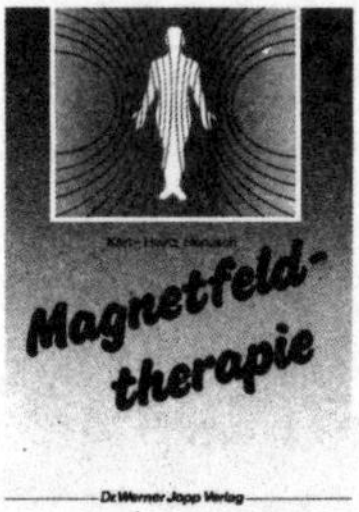

Magnetfeldtherapie

von Karl-Heinz Hanusch, 76 Seiten, 4 Fotos, kartoniert,
14,8 x 21 cm, 1988
ISBN 3-926955-02-3 *DM 12,80*

Die Magnetfeldtherapie ist u. a. in der Lage, Patienten schnell und anhaltend von akuten Schmerzen zu befreien oder chronische Schmerzen zu lindern. Sie kann helfen, wo andere Therapien versagen oder nicht erlaubt sind.

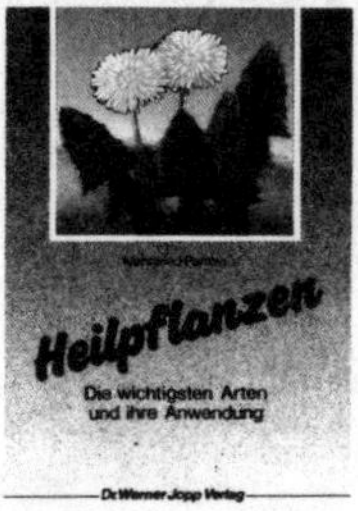

Heilpflanzen – Die wichtigsten Arten und ihre Anwendung

von Apotheker Mannfried Pahlow,
117 Seiten, 43 Zeichnungen, kartoniert, 14,8 x 21 cm, 1988
ISBN 3-926955-03-1 *DM 14,80*

Der Autor beschreibt insbesondere die Behandlung zahlreicher alltäglicher Krankheiten mit den verschiedenen Heilpflanzen-Tees, da diese die natürlichste und auch einfachste Heilpflanzen-Anwendung sind.

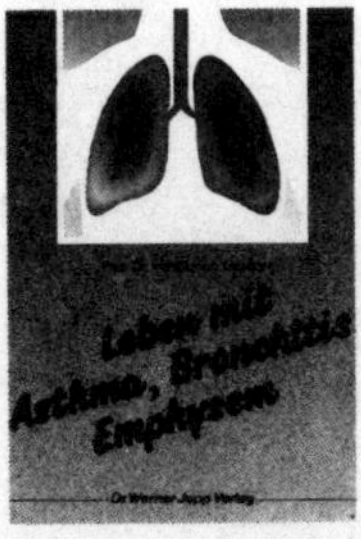

Leben mit Asthma, Bronchitis, Emphysem

von Professor Dr. med. Linus Geisler,
176 Seiten, kartoniert, 14,8 x 21 cm, 1988
ISBN 3-926955-04-X *DM 19,80*

Dieses Buch zeigt Wege, wie jeder Atemwegskranke lernen kann, mit seiner Krankheit zu leben. Der Autor ist Vorsitzender der Deutschen Liga zur Bekämpfung der Atemwegserkrankungen und als Internist spezialisiert auf die Behandlung von Asthmapatienten.

Dr. Werner Jopp Verlag · Leibnizstr. 26 · 6200 Wiesbaden

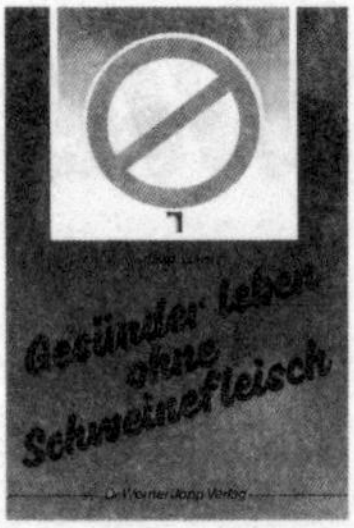

Gesünder leben ohne Schweinefleisch

von Gerhard Eckert,
103 Seiten, kartoniert, 14,8 x 21 cm, 1988
ISBN 3-926955-05-8 *DM 16,80*

Der Autor will das Verständnis für die Nachteile des Schweinefleischs wecken. Wer kein Schwein mehr ißt, lebt gesünder, bekommt weder Blinddarmentzündung noch Grippe und braucht auch Bandscheibenschäden und Rheuma nicht zu fürchten.

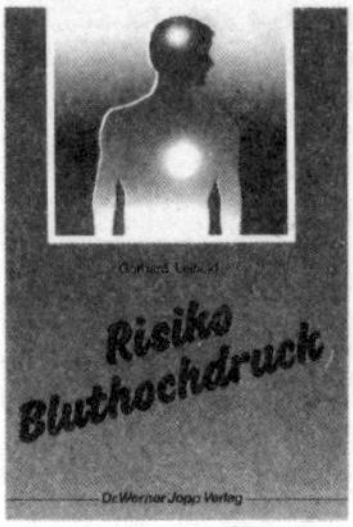

Risiko Bluthochdruck

von Gerhard Leibold,
ca. 120 Seiten, Zeichnungen, kartoniert, 14,8 x 21 cm, 1988
ISBN 3-926955-06-6 *DM 16,80*

Bluthochdruck gehört zu den häufigsten und wichtigsten Risikofaktoren für das Herz-Kreislauf-System. Der Autor schildert Ursachen, Symptome, Warnzeichen, Verlauf und Folgekrankheiten des Bluthochdrucks und zeigt Wege der Vorbeugung und Therapie.

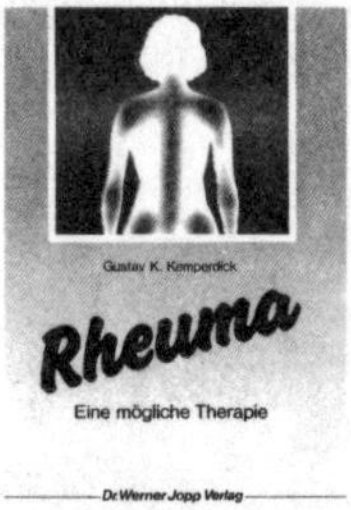

Rheuma – Eine mögliche Therapie

von Gustav K. Kemperdick,
ca. 144 Seiten, Abbildungen, kartoniert, 14,8 x 21 cm, 1988
ISBN 3-926955-07-4 *DM 19,80*

Der Leser erhält einen Einblick in den ganzheitlich-naturheilkundlichen Ansatz der Rheumabehandlung, wie sie dem heutigen Stand der Wissenschaft entspricht. Verschiedene therapeutische Verfahren, die die Eigenabwehr des Organismus stärken, werden beschrieben. Empfohlen vom „Rheuma-Hilfswerk Deutschland e. V."

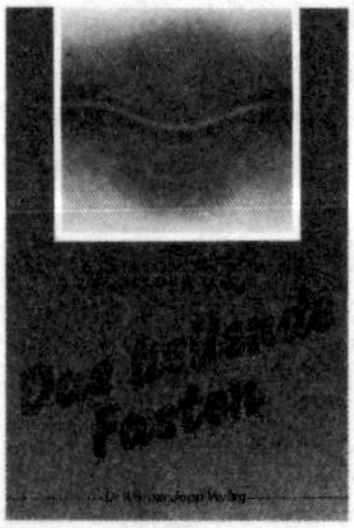

Das heilende Fasten

von Dr. med. Otto Buchinger und Dr. med. Andreas Buchinger,
ca. 128 Seiten, kartoniert, 14,8 x 21 cm, 1988
ISBN 3-926955-08-2 *DM 14,80*

Die Autoren schildern aufgrund eingehender Beobachtungen an über 100.000 Fastenpatienten in 50 Jahren, daß das Heilfasten nach Dr. Buchinger eine tiefgreifende Umstimmung im Organismus hervorruft. Dieser Ratgeber der besten Kenner des Heilfastens ist ein Muß für alle, die mit sich selbst ins REINE kommen möchten.

Dr. Werner Jopp Verlag Leibnizstr. 26 · 6200 Wiesbaden